TRANS-FORMA-ACCIÓN

TRANS-FORMA-ACCIÓN

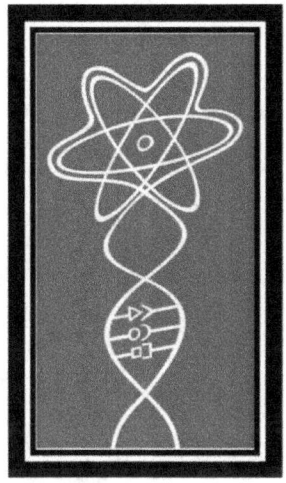

La Concepción a través del Pensamiento Cuántico

TU MANUAL DE RECONEXIÓN CUÁNTICA

Dr. Joel Rugerio Cano

Nota a los lectores: esta publicación contiene opiniones e ideas de su autor. Su intención es ofrecer material útil e informativo sobre el tema tratado. Las estrategias tratadas en este libro pueden no ser apropiadas para todos los individuos y no se garantiza que produzca ningún resultado en particular. El lector deberá consultar a un profesional capacitado antes de adoptar las sugerencias de este libro o sacar conclusiones de él.

La publicación de esta obra puede estar sujeta a futuras correcciones y ampliaciones por parte de la autora.

TRANS-FORMA-ACCION
La Concepción a través del Pensamiento Cuántico

"El Viaje del pensamiento correcto, es la transformación de la persona ordinaria en extraordinaria"

Cuando sabes a dónde vas, sabes qué tienes que llevarte, la idea es mostrarte la brújula o "GPS" mental que te muestra el camino del viaje.

Hemos pasado por un proceso de ocho pasos para limpiar nuestra mente de patrones, programas y conductas o comportamientos anclados en nuestra memoria.

Con este libro te propongo usar correctamente el presente, a través, del pensamiento correcto, usándolo de manera práctica e inteligentemente.

Todos en esta vida somos viajeros, utilizamos diversas formas para conducirnos hacia nuestro destino, y cada uno decide qué tipo de equipaje utilizar.

Hay una hoja de ruta que se llama vida, ella es el camino hacia nuestro destino.

¿Qué tipo de equipaje llevaremos durante esta etapa de existencia, para llegar al final del camino?

¿Cómo sobrevivir ante las distintas adversidades?

Y ¿Cómo descubrir nuestro propósito en la vida?

ÍNDICE

Capítulo 8. REALIZACIÓN

Motivo por el que escribo mi libro:

Este libro es una brújula interior para guiarte a tu destino con conocimiento adecuado.

Es el "tic, tac" del reloj de tu alma.

Aquí encontrarás claves que te mostrarán pasos sencillos hacia tu progreso en salud y bienestar.

El saber cuántico del pasado en donde la mente utiliza herramientas para despertar tu autoconocimiento ha sido tratado en el primer libro **"Circuitos de Memoria"**.

Ahora te presento el momento presente en donde aprenderás cómo esta moderado tu éxito a través del pensamiento correcto.

PRÓLOGO

En muchas ocasiones en las que nos encontramos insatisfechos con nuestro trabajo o relación íntima, pensamos que la gran solución a nuestros males es simplemente cambiar de trabajo o de pareja, porque creemos que la nueva situación será mejor, pero en realidad el ir constantemente cambiando y pensar que los problemas son externos se traduce en una vida vacía. Si realmente no profundizas en la razón o el motivo por los que estás atravesando esta situación, existen muchas probabilidades que la misma situación se vuelva a repetir y a repetir infinitamente. Es mucho más práctico empezar el cambio por uno mismo. Debemos empezar a utilizar la mente para que el corazón sienta, porque el verdadero dilema es que nuestra vocecita interior constantemente nos bombardea diciéndonos que todo son problemas, y lo tiene muy fácil, porque solo con ver las noticias en la televisión estamos reforzando su argumento.

La mente no piensa que realmente la vida consiste en eso, en enfrentarse a desafíos. La mente nos quiere convencer de que la vida debe ser de color de rosas y que los problemas no son bienvenidos. Una situación laboral, familiar, de pareja sin problemas es muy, pero que muy aburrida. Si realmente la vida fuese de color de rosas y tuviésemos el control absoluto de lo que va a suceder, estaríamos muertos de aburrimiento y eso es precisamente lo que perciben las personas que a nivel económico, de salud o de relaciones viven en un entorno de absoluta seguridad: un aburrimiento con letras mayúsculas. ¿Te imaginas ir al cine cada día y ver la misma película? ¿Te lo pasarías bien? ¿sería divertido? ¿sería motivador?. La vida consiste en enfrentarse a esas adversidades desde una perspectiva diferente.

En el transcurso de este libro, el Dr. Joel te va ha proporcionar, desde una visión cuántica, herramientas, conceptos, conocimientos, experiencias y perspectivas de como funciona

tu mente para que entiendas el origen de tus problemas y los enfoques de manera diferente. Espero que disfrutes en todo este proceso de descubrimiento y te conozcas mucho mejor. Tal y como expresó Timothy Gallwey en uno de los seminarios a los que asistí: «Para dominar el juego exterior de la vida primero hay que dominar el juego interior»; y el juego interior pasa por empezar a tomar el control de tus pensamientos, emociones, decisiones y acciones. ¿Quieres saber porque tu vida ha sido hasta ahora la que es? Revisa los pensamientos que tienes, donde has vivido emocionalmente hasta ahora y cuales han sido las decisiones que tomaste en los últimos cinco, diez o quince años. Son esos pensamientos los que están controlado tu acciones y tu vida.

La mayoría de las personas ponen su atención en como ganarse la vida, en lugar de en como diseñarla, se atrapan en la experiencia del día a día porque creen que eso es relevante, pero en realidad no tiene ninguna importancia a largo plazo. Este libro representa un estudio acerca de las cosas realmente relevantes de la vida. Los aspectos más importantes que permitirán cuidarte mental, emocional y físicamente. ¿Estas preparado para el viaje?.

Rafa Rodríguez García
Fundador University Of Change

INTRODUCCIÓN:

Eres dueño de un ordenador diseñado para elaborar razonamientos complejos, deducciones, análisis, almacenar datos y con una capacidad ilimitada para aprender a procesar datos e información.

Imaginemos por un momento un aparato que pudiera hacerlo todo al mismo tiempo, ¿de qué tamaño sería?, ¿cuál sería su coste?

Un complejo equipo sofisticado lo tenemos a nuestro alcance y nos cuesta trabajo reconocerlo y saber usar correctamente sus utilidades.

La verdad es que apenas utilizamos del 3 al 5% de nuestro potencial mental.

Esto equivale a haber comprado un ordenador de última generación de coste elevado y nunca aprender cómo usarlo.

La mente es la clave de estos procesos, pero el diseñador de cada paso es el pensamiento, es decir nuestras experiencias son debidas al uso de nuestro pensamiento.

"SOMOS LO QUE SON NUESTROS PENSAMIENTOS"

Esto significa que la fuente que produce nuestros deseos está en el tipo de pensamiento que utilizamos.

Mi propósito es entregarte este libro sobre mis experiencias en el desarrollo personal y los procesos de cambio, utilizando la Física Cuántica como apoyo, trabajos de Inmersión de Coaching, y Psico-Cibernética Cuántica.

Espero con en este libro escuches a tu mente para que sepas lo que tus pensamientos te piden y aprendas a tener resultados por medio del uso correcto de tu mente.

Deseo poner en tus manos experiencias de mi vida y las

transformaciones vivenciales en mi segunda etapa o juventud, así como las vivencias que marcaron mi vida, con el fin de mostrarte cómo usar esta parte de tu procesador mental, llamado pensamiento.

En este libro te presento ocho pasos del **"PODER DEL PENSAMIENTO CUÁNTICO PARA NUESTRO TIEMPO"**.

Espero sean de utilidad en tu vida y puedas beneficiarte con este conocimiento.

"Hay dos maneras de vivir la vida; una como si nada fuese un milagro, la otra como si todo fuese un milagro"

Albert Einstein

Capítulo 1

EXPLORAR

El Pensamiento Cuántico aún
no explorado

> **"Pensar es haber pensado, haber pensado
> es concebir y concebir es empezar a causar"**
>
> W. William Walter

DESCUBRE EL PODER DE TU PENSAMIENTO

Energía y pensamiento:

La física cuántica nos ha mostrado evidencias que antes eran impensables, por lo diminuto de su forma y tamaño.

Como ya os he mencionado en mi primer libro de "circuitos de memoria" todo es energía e información.

La palabra energía proviene del griego que significa "fuerza en acción".

El universo es un espacio de energía e información en sus diversas formas de expresión.

Todo lo que existe está formado por átomos, partículas subatómicas y partículas elementales que vibran con variadas propiedades interconectadas entre sí, estructurando un universo en el que todos formamos parte de un "todo" y nada está aislado.

La física contemporánea plantea cuestionamientos sobre la imagen que teníamos de la naturaleza, del espacio y del tiempo.

Dos grandes teorías físicas han sido las que han revolucionado la ciencia del siglo XIX: La Teoría de la Relatividad y la Teoría Cuántica.

Entre ambas han logrado cuestionar a la física clásica de Newton, al establecer que el comportamiento del universo nos muestra que, lejos de ser una gigantesca máquina gobernada por leyes inmutables, que han dicho que el espacio y tiempo son conceptos relativos, existen otras dimensiones ajenas a nuestra realidad cotidiana y el mundo subatómico es alterado al ser medido u observado, lo que convierte al observador en un participante.

> ## "Los pensamientos son cosas, las cosas son el pensamiento"

¿QUIÉN SOY?

"Yo soy una partícula individualizada de la Mente Correcta, funcionando siempre en proporción al grado de entendimiento que tengo de la vida"

Dr. Joel Rugerio

Cada instante de nuestra vida estamos todos en contacto por nuestros pensamientos y eso es un hilo conductor invisible que nos hace relacionarnos con las demás personas.

La idea de este material de TRANS-FORMA-ACCIÓN es proporcionarte el apoyo a tus inquietudes y mi deseo es que conozcas la verdad del poder del pensamiento para ti que estás en esta búsqueda.

Si no se conoce la verdad, no puede usarse, y los resultados del pensamiento necesariamente serán equivocados.

La mayor parte de las personas, no conocen la verdad acerca de sí mismos, mucha gente la conoce solo parcialmente y le agrega datos imprecisos, suposiciones, temores o creencias.

Ya es tiempo del cambio, es el momento de que se escuche, se entienda y se apliquen los principios de la física cuántica aplicados al sentido común en la vida diaria.

¿Por qué la humanidad no ha usado y disfrutado su poder de pensamiento?

Porque la humanidad vive condicionada a:

- **Lo que los demás quieren.**
- **Y a no ser consciente de lo que realmente desea.**

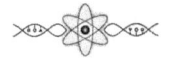

Estos dos condicionantes han implantado suposiciones o mentiras, en lugar de despertar a tu gigante interior y que puedas pensar o decidir por ti mismo.

¿Cómo reconocer el lado correcto de tu pensamiento?

De manera sencilla, precisa y clara. Es decir:

"Todo lo que es bueno es verdad; Si algo es bueno para mí y para todos los involucrados, es real"

APRENDE A EXPLORAR TU PENSAMIENTO

Date la oportunidad de respirar profundamente y sintonizar los latidos de tu corazón con tus pensamientos, intenta hacer un alto de fracciones de segundo antes de decidir o de hablar algo importante, es decir, escúchate y responde.

Descubre cuando dices las cosas, ¿qué es lo que sientes? Y valora, ¿a quién estás afectando con tu pensamiento?

¿Es posible registrar la energía con nuestros cinco sentidos?

Sí, porque nuestros sentidos son capaces de percibir todo por insignificante que parezca.

Aquello que le resulta familiar lo procesa y si hay dudas, se recurre a la información para resolver cualquier desconocimiento o ignorancia, para ello contamos con herramientas valiosas como libros, películas e internet.

¿Cómo acceder al pensamiento aún no explorado?

Sabiendo o sintiendo que después de tu búsqueda de desarrollo personal hay algo que falta.

Por consiguiente:

Es un hecho evidente que piensas, luego ya que si tu configuración es semejante a la de los demás, ¿por qué eres tan diferente a otras personas?

Tu mente está diseñada para pensar, pero no todos los pensamientos son entendidos, es por ello que la necesidad de aprender tiene procesos mentales y así poder acceder a los

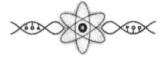

códigos de riqueza, prosperidad y opulencia ocultos en tu reino mental.

> ## *"Todo lo que tienes en tu vida está ahí, simplemente porque lo has atraído, incluso lo negativo. Sencillamente lo atrajiste con la fuerza de tu pensamiento"*

Cuando logras entender la programación mental que opera detrás de los hechos, puedes cambiarla y comenzar a atraer todo lo que deseas.

Toda acción proviene de órdenes de tu mente, tu mente te dice lo que te conviene de manera sutil, ¿será que por eso no le hacemos caso, y nos cuesta tanto cambiar?

Tu conducta es el resultado de órdenes implantadas en tus pensamientos, en forma de sugestiones enviadas de manera consciente o inconsciente, por medio de frases y estímulos repetitivos hasta que se diseña un programa en la mente, que aprisiona al pensamiento para que actúe de manera automática.

Tu pensamiento no explorado, es como tener un ordenador que tuviera algún fallo que te diera respuestas erróneas, o no llevara a cabo las órdenes que le dieras, necesitarías indagar qué está sucediendo para corregir el problema.

Pero sin saber de informática, ¿qué puedes hacer?, por supuesto que localizar a un experto, pero y ¿si solo depende de una simple tecla, de una simple información que nunca has utilizado, lo que podría solucionar tus problemas y así poder terminar tu trabajo?

Debes de ser consciente que el ordenador está diseñado para obedecer órdenes de programas que tiene grabados.

Detente por un momento a pensar, ¿cómo hace tu procesador mental con las órdenes que no sabes usar y que te mantienen atado al miedo e inestabilidad, todo por no explorar tus potencialidades?

Tu pensamiento está diseñado para hacer procesos que faciliten las tareas de metodologías mentales y en tu interior está el poder de la decisión así es: "¿qué tipo de pensamientos estas utilizando?"

Tus pensamientos son tu más poderosa herramienta para darte todo lo que posees y más.

Tu conducta es el resultado directo de los pensamientos y sentimientos que tienes.

En cada pensamiento hay un universo, decía mi maestro, así lo entiendo, por ello es este libro una joya de mi alma para tus procesos mentales, yo he vivido muchas experiencias y puedo decirte que si sabemos cómo funciona el pensamiento, más de la mitad está ganada en la consecución de resultados.

Reflexión:

Venimos a este mundo a gozar de las riquezas del padre, a ser felices, a estar sanos y vivir progresando contantemente, solo que nuestra observación del mundo al no coincidir con este plan de bendición, nos desanima y dudamos del bien que hay para nosotros.

Y muchas veces empieza nuestra búsqueda sin saber, ¿qué hacer?, ni ¿cómo hacerlo?

Cuando pasé mi atapa de aprendizaje recuerdo que para hacerme el nudo de los zapatos tenía que hacerlo con los dos cordones unidos entre sí y fuertemente atados para que mi calzado se mantuviera bien alineado.

Lo que me llamaba la atención:

¿Por qué no se quedaban bien atados mis zapatos?

Repetía la operación una y otra vez y sin resultados; me cuestionaba:

¿Qué es lo que sucedía?

¿Por qué a los demás no se les desataban sus nudos como a mí?

Observé como lo hacían los demás y yo continuaba haciéndolo una y otra vez y volvía a tener la misma experiencia.

Fastidiado me detuve a pensar: Joel, sé que atas tu calzado como

los demás y sin embargo a los pocos minutos los nudos se te desatan.

¿Dónde está el error?

Si lo haces igual que los demás,

¿por qué a ti te sucede este desajuste?

Llegó el momento de aprender:

Entonces fue cuando me di cuenta de que no eran los cordones, sino que al torcerlos antes de atarlos era lo que bloqueaba que hiciera bien el nudo de mi calzado.

Lección aprendida ya que las cosas cambiaron cuando anudé los "cordones" sin torcerlos, lo que hizo que mi calzado se mantuviera firmemente atado.

Gran lección: "Querer tener buenos resultados, sin dejar de hacer las cosas de manera equivocada y que no estén produciendo nada".

> ## "La verdadera sabiduría está en reconocer la propia ignorancia"
> ### Aristóteles

¿Por qué si hay tanto no lo tenemos?

Es por el estado de conciencia individual, y si unos tienen más es porque están más conscientes de esa parte del universo, esa es la diferencia entre tener o no tener, simplemente es la conciencia que tenemos de las cosas.

> ## "La inteligencia consiste no solo en el conocimiento, sino también en la destreza de aplicar los conocimientos en la práctica"
> ### Aristóteles

"El azar no existe.
Dios no juega a los dados"

Albert Einstein

Capítulo 2

USAR

LA ACCIÓN DEL PENSAMIENTO PARA CONSEGUIR LO QUE DESEAS

Dentro de cada ser humano hay una semilla de conexión cuántica llamada pensamiento; porque a través de esta semilla se pueden germinar pensamientos e ideas para dar frutos a todo lo que sucede en la vida.

DISEÑO HUMANO Y SU ACCIÓN EN EL PENSAMIENTO:

Somos criaturas de diseño y cada una de las acciones pueden estar activadas por cuatro grandes factores que hacen una vida y acciones que pueden alterar muchos deseos y órdenes del pensamiento si no lo sabemos.

Para conocernos mejor hay dos vías:

La Primera vía La Bio-Programación:

En dónde he descubierto cuatro vías de acceso sobre los cuales muchas decisiones y acciones de nuestra vida están afectadas, unidas a una fuente común, "CIRCUITOS DE MEMORIA".

1.- EPIGENÉTICA DEL PENSAMIENTO:

Factores que actúan sobre tus genes, en donde tú solo obedeces a programas ajenos a ti y que son de gran influencia en tu vida dejándote códigos de información o programas con los cuales tú no puedes hacer nada.

El término Epigenética fue acuñado por Conrad Hal Waddington en 1942 para referirse al estudio de las interacciones entre genes y ambiente que se producen en los organismos.

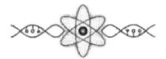

Recurriendo a un símil informático en el uso de tu pensamiento.

El disco duro es como el ADN, tu alma individualizada y los programas de software son como la individualización de tu pensamiento.

Es posible acceder a cierta información del disco duro o a tus roles en los que participas, con la utilización de los programas del ordenador de tu medio ambiente.

Pero existen ciertas áreas protegidas por contraseñas y otras aún no (abiertas). Muchas veces estamos intentando entender por qué existen contraseñas o señales que favorecen o castigan a determinados tipos de personas.

¿Cuáles son las contraseñas de tu epigenética y de qué depende de ellas tu éxito o estancamiento en la vida?

- **Lo que piensa mi familia.**

- **Lo que piensan mis amigos.**

- **Lo que piensan en la escuela.**

- **Lo que se piensa en mi ciudad.**

- **Lo que se piensa en mi país.**

- **Lo que los demás piensan.**

Lo más importante es que independientemente de las cargas del exterior, tu ADN es triunfador y no aceptes nunca nada que no sea el triunfo, no importan las circunstancias de tu genética, no importan las de tu medio ambiente.

Si naciste pobre, no es tu culpa, si vives como pobre es tu responsabilidad y si mueres pobre es tu culpa.

2.-LA NOOSFERA:

La tierra es un ser vivo y recibe descargas medio ambientales de los impulsos y emociones del ecosistema; esto es conectar el pensamiento de la mente inconsciente.

El universo se comporta como un efecto acústico vibracional, el efecto mariposa:

En este efecto se presenta el aleteo de un pequeño animal que pesa la sexta parte de un gramo y que realiza un viaje migratorio desde Canadá hasta México, para llegar a su santuario una vez en su vida, los estudios han demostrado que su aleteo que nos parece discreto, para las mariposas son un esfuerzo para cumplir con un propósito.

Llegan a cubrir un panal o enjambre y dan más vida, dejando su vida y cumpliendo con la polinización y equilibrio ecológico; de su aleto se desprende una fuerza que es capaz de activar las lluvias, tormentas y huracanes; esto nos debe hacer pensar el efecto cuántico de nuestro pensamiento, y su impacto en todo lo que nos sucede en la vida.

En el universo nada está en reposo, todo vibra en unidad para corresponder al impulso del campo de fuerzas bio-eléctricas que genera la humanidad.

El universo crea un efecto acústico vibracional, como un ECO emitido.

Nuestro pensamiento siempre emite resultados en el campo vibracional del universo.

Es decir que hay una resonancia de pensamiento-medio ambiente-pensamiento y cada acontecimiento que se impacta en el universo hace nuevos ajustes en la vida de personas, ciudades y países de acuerdo con la fuerza del impacto.

¿Qué es lo que hace en el universo que se presentes diversas circunstancias?

Por el ECO que emite el universo, que es capaz de afectar nuestro pensamiento y por lo tanto nuestras vidas.

El impacto ambiental es capaz de alterar los pensamientos, las emociones y los sentimientos en nuestro campo de referencia, tan simple como el miedo que se les produce a algunas personas cuando va a haber una tormenta y tienen que salir por la carretera, el temor a los rayos y truenos, la sobrecarga de noticias que hacen efectos de psicosis a salir por ciertas calles o ciudades del mundo.

Si te sientes afectado, no es que tu mente funcione mal, es que has recibido muy poca información y de mala calidad.

Hay que hacer un cambio y conectar el pensamiento con la mente subconsciente y descubrir ¿Cuál es el patrón que define lo que estás haciendo?

Debes descubrir la necesidad, el cambio de energía mental, cambiando la frecuencia de los pensamientos y sentimientos que estás nutriendo y que mantienes con insistencia.

Vivimos intercomunicados con un Ecosistema: MENTE-CEREBRO-TIERRA y su medio ambiente, para corresponder a la vibración de la frecuencia.

La NOOSFERA: literalmente es la esfera de la mente (del griego Nóos: Inteligencia) y esfera, iniciados sus estudios por el científico Ruso Vladimir Ivánoch Vernadki sobre la cosmología.

Más tarde se estudió en Francia por el paleontólogo Jules Le Roi y el Teólogo Cristiano Pierre Teilhard de Chardin: en el año de 1926, que nos explican la NOOSFERA como un espacio virtual en el que se da nacimiento a la psiquis (noogenesis) y este es un lugar en donde ocurren todos los fenómenos (patológicos y normales) del pensamiento y la inteligencia.

Estudios del campo bio-eléctrico de la corteza de la tierra han demostrado una secuencia normal aleatoria.

01 01 00 111 01 01 01 11 000 11 01 01

Cada vez que está por suceder un evento de interés global para la humanidad comienzan a aparecer patrones ordenados:

000 000 111 111 111 000 000 111 111 111 000 000 1111

Desde 1998 se han registrado fenómenos de este tipo, por ejemplo:

Los funerales de la Princesa Diana.

La Primera hora del bombardeo de la OTAN a Yugoslavia.

El ataque de las torres Gemelas.

Ataque terrorista de las Ramblas en Barcelona año 2017.

Algunos Terremotos importantes como el de México en 2017.

3.- EL NUTRIGENOMA:

La nutrigenómica es una rama de la genómica nutricional que pretende proporcionar un conocimiento molecular (genético) sobre los componentes de la dieta que contribuyen a la salud mediante la alteración de la expresión y/o estructuras según la constitución genética individual.

La nutrigenómica es básicamente el estudio de las interacciones entre el genoma y los nutrientes.

Algunos principios de la genómica nutricional son:

Hay acciones de los componentes de la dieta sobre el genoma humano que, directa o indirectamente, pueden alterar la expresión o estructura de los genes.

Para algunos individuos y bajo ciertas circunstancias, la dieta puede ser un factor de riesgo de una enfermedad.

Existen algunos genes regulados por la dieta (y sus variantes comunes) que pueden desempeñar un papel en el inicio, en la incidencia, en el avance o en la severidad de las enfermedades crónicas.

Básicamente tenemos un grado en el cual la dieta influye sobre el binomio salud-enfermedad que puede depender de la constitución genética individual.

Es muy importante la individualización nutrimental ya que cualquier intervención dietética basada en el conocimiento de las necesidades nutricionales, el estado nutricional y el genotipo (Biotipología) será útil para prevenir, mitigar o curar las enfermedades crónicas.

Este es uno de mis temas favoritos porque en mis últimos 10 años de investigación he conocido las alteraciones del comportamiento neurológico, celular y emocional que ocasionan La Alimentación vs. La Nutrición.

Y mi fascinación por **La Microbiota y Los Psicobióticos:** es la

relación entre las bacterias intestinales de la microbiota y la salud del cerebro y las emociones.

El impacto de la salud intestinal en la función de los neurotransmisores nos lleva a entender la importancia de que Psicólogos y Psiquiatras, empiecen a prestar atención a la calidad de la dieta de sus pacientes, en especial en los depresivos o los bipolares.

Debemos aprender a mirar en detalle el eje cerebro-intestino y cómo podemos regular su función con cambios y aprender a escoger una correcta alimentación.

Aprendamos el uso adecuado del Pan, la Sal, el Azúcar, la Grasa, los Lácteos.

4.- LOS CIRCUITOS DE MEMORIA:

Las ocho claves que hemos tratado en detalle en el libro anterior y que aquí las mencionaré:

1. **La Mente.**
2. **La Información.**
3. **Las Emociones.**
4. **El Impacto Emocional.**
5. **La Conexión Mente-Cuerpo.**
6. **La Comunicación Cerebro-Mente.**
7. **La Conducta y el Comportamiento.**
8. **La Matriz de las Memorias.**

La finalidad de los circuitos integrados funciona de la siguiente manera;

Deja que tu MENTE, tenga la INFORMACIÓN y sienta LA EMOCIÓN que le active un fuerte IMPACTO EMOCIONAL, para lograr la COENEXIÓN MENTE-CUERPO y facilitar la COMUNICACIÓN CEREBRO-MENTE y hacer los ajustes co-rrectos en LA CONDUCTA afinando EL COMPORTAMIEN-

TO para poder lograr cualquier DESEO que es LA MATRIZ DE LA MENTE.

La Primera vía La Bio-Programación:

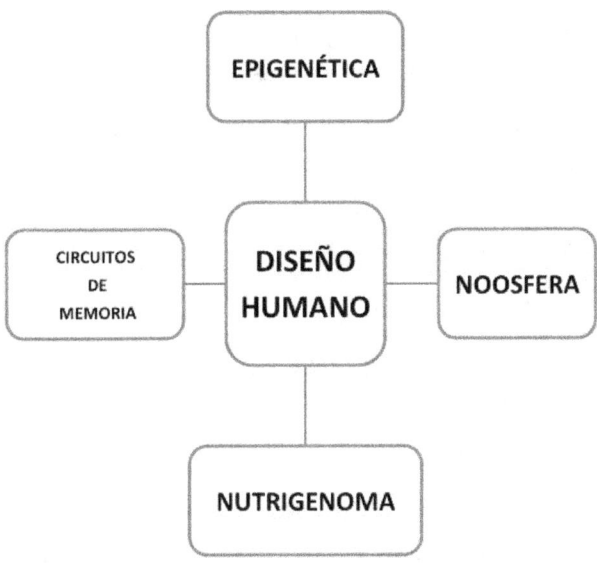

La Segunda vía de la Neuro-Programación:

Son tres vías de interconexión y un código común llamados "CIRCUITOS DE MEMORIA"

1. Ingeniería de la Conducta:

Apoyada por dos hemisferios, a saber, derecho e izquierdo ya explicado en el libro anterior de "CIRCUITOS DE MEMORIA". Aquí solo ampliaré el conocimiento diciendo que la función de ambos hemisferios es armonizar la coordinación de acciones intelectuales concretas del lado izquierdo y más sutiles o artísticas del lado derecho.

2. Arquitectura del Comportamiento:

El comportamiento es el programa que se cumple en cada uno

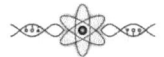

de nosotros como resultado del sistema educado por hábitos logrados por tres cerebros dentro del nuestro.

De tal manera que nuestro cerebro reptiliano se encarga de proteger y defender lo que cree que es suyo. Así como los instintos y la supervivencia.

Nuestro cerebro límbico o segundo cerebro está ocupándose de las emociones y nuestras reacciones ante el estrés.

Neocórtex: es la razón o el cerebro consciente capaz de valorar en orden de importancia.

3. Estilo de Vida Saludable:

Información Nutrimental.

Aprender a conocer la diferencia entre alimentarse y nutrirse ya que son los códigos de equilibrio para una vida saldable.

ACTIVIDAD FÍSICA:

Adecuada a cada necesidad y estilo de vida.

DESCANSO SALUDABLE:

Dormir y descansar es clave.

ESTADOS DE VIDA INTERIOR:

Relajación, meditación, yoga, Mindfulness.

La Segunda vía de la Neuro programación:

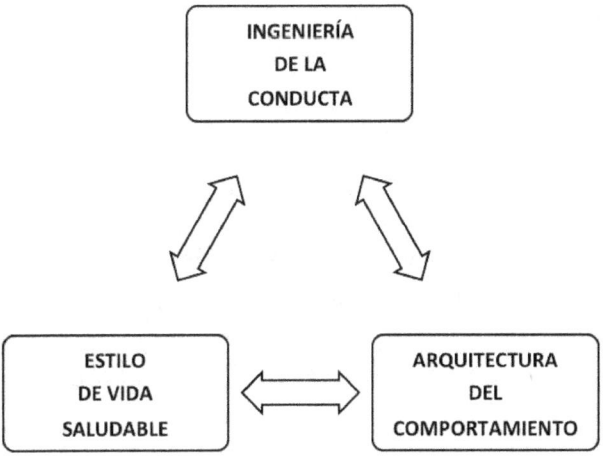

Solo hay dos lugares de donde brota cada pensamiento, palabra o acción; y todo lo que pensamos, decimos y hacemos tiene su origen en el amor o el miedo y en ti está la decisión del lugar en dónde deseas estar.

"Los Grandes Espíritus
siempre han encontrado
violenta oposición de parte
de los mediocres. Estos
últimos no pueden entender
cuando un hombre no sucumbe
impensadamente a prejuicios
hereditarios, sino que,
honestamente y con coraje, usa
su inteligencia"

Albert Einstein

Capítulo 3
CALIDAD

LOS TIPOS DE PENSAMIENTO QUE TE ACERCAN O TE ALEJAN DE TUS OBJETIVOS

Para conocer los de pensamiento, debemos ser conscientes que a simple vista no se pueden realizar directamente, sino solo a partir de sus expresiones, en especial el lenguaje.

Con la experiencia he aprendido a observar lo que las personas tienden a esconder, por su lenguaje corporal y sus expresiones o gestos.

Toda idea o pensamiento es un proceso mental, que te permite reflexionar, juzgar, realizar abstracciones y proceder al análisis y a la síntesis.

No sé si alguna vez te ha sucedido que, en alguna conversación o conferencia, la persona que está hablando se queda haciendo espacios de silencio, con el fin de crear una inducción hipnótica en el que lo escucha, y a veces cuando son los silencios continuados y con espacios largos, su mensaje se vuelve cansado y aburrido.

Sabes ¿por qué?

Porque aun sin que seas entendido en la materia de Psico-Neurobiología, percibes que algo sucede.

Esto me ha llevado analizar posibles trastornos del curso de pensamiento, porque es la manera en que la persona une las ideas o asociaciones, o la manera en que piensa.

Observar cómo fluye el pensamiento. Cómo se fórmula, organiza y expresa sus conceptos y si en ellos hay un lenguaje coherente.

Podemos ver tres tipos de errores en el pensamiento:

LA VELOCIDAD, LA FORMA Y

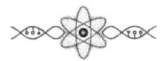

EL CONTENIDO

1. **Velocidad.**

   Pensamiento Inhibido: disminución en la velocidad del curso del pensamiento.

   Es escaso y está retrasado.

   Habla poco y da la sensación de que le cuesta pensar.

   Aumento de periodo de silencio en espera de una respuesta.

   Bloqueo de pensamiento: interrupción brusca del pensamiento antes de completar una idea.

   Parece una parda del discurso.

   Fuga de Ideas: Te da la sensación de incapacidad para recordar o referir lo que estaba diciendo o lo que quería decir.

   Saltar de una idea a otra sin tener coherencia con el tema que se está tratando.

   Pensamiento Acelerado: aumento de la velocidad del curso del pensamiento por el alto número de palabras por una brevedad de tiempo.

2. **Forma**.

   Sin forma y en ocasiones sin sentido: Los procesos de los pensamientos parecen vacíos, lentos y rígidos.

   Pobreza del lenguaje: respuestas breves, poco fluidas, vagas y poco elaboradas. Puede responder con monosílabos.

   Pobreza en el contenido del pensamiento: disminución de la calidad del pensamiento, proporcionan escasa información.

   Asociación Rítmica: pensamientos que repiten lo que escuchan para empatizar con los demás y hacer un gesto de asentir con la cabeza ante lo que están oyendo para "estar de acuerdo".

Circunstancial: la información dada es excesiva, redundante y en la mayoría de las veces tiene poco que ver con la pregunta realizada; pérdida de la capacidad de dirigir el pensamiento hacia un objeto. Detalles excesivos, innecesarios.

Disgregación: pérdida de la idea como consecuencia de las asociaciones normales, fluyendo los pensamientos sin conexión lógica.

El pensamiento no se ve influenciado por estímulos externos.

El resultado final se vuelve absurdo e incomprensible.

Distraído: hablar sin sentido. Se cambia de un tema ante cualquier estímulo externo y no se concluye ninguna idea.

Divagar: ¿cuándo se está hablando usar demasiados......?
Incoherencia: incapacidad para la asociación de pensamientos dirigidos a un objetivo.

Perseverante: consiste en la misma respuesta ante diferentes preguntas, es incapaz de cambiar las respuestas que se repiten fuera de contexto, palabras, frases o ideas.

3. **Contenido.**

   Ideas Falsas: mantener lo irreal e ilógico como una verdad suprema, lo bueno es que son corregibles y reversibles, pueden ser cambiadas bajo un razonamiento adecuado.

   Ideas fóbicas: Rechazo, temor angustioso, un miedo excesivo y persistente provocado por un objeto o situación en teoría peligrosos.

   La relación objeto-situación con la respuesta del miedo resultante es irracional. También critica el absurdo de su reacción.

   Ideas sobrevaloradas: ocupan un lugar central en la vida de la persona, con un marcado tono afectivo y con un significado propio, entorno a las cuales gira la conducta de la persona.

   Son creencias y no convicciones. No se las reconoce como absurdas y pueden ser rebatibles con una argumentación adecuada.

Ideas obsesivas: ideas, pensamientos, imágenes o impulsos repetitivos que se reconocen como absurdos e irracionales y crean gran ansiedad. Son pensamientos intrusos, repetitivos y parásitos.

Pensamiento mágico: creencia que las palabras, ideas o acciones pueden determinar o impedir un suceso por medios mágicos, sin tener en cuenta las leyes de las causas lógicas.

Preocupaciones: temas predominantes en el subconsciente del pensamiento, sobre situaciones que quizá nunca lleguen a presentarse.

Ideas Delirantes: un tema interesante porque vivimos tiempos en los que somos bombardeados por la publicidad, por la prensa y la sobre saturación mental que generan desajustes en el pensamiento.

Las ideas delirantes han sido el tema central desde el siglo XIX de la psicopatología Clásica.

Una definición de **Jasper**: Creencia falsa o equivocada, fija y persistente, incorregible e irreductible a la argumentación lógica que aparece sin un estímulo externo.

No es influenciada por la experiencia, se establece por vía patológica y no se explica por valores sociales, culturales, religiosos o de pertenencia a algún grupo.

Es incomprensible psicológicamente y no deriva de otros síntomas o sucesos de la vida.

Los tipos de ideas delirantes.

Según su contenido:

1. Delirios de referencia o autorreferenciales.

2. De persecución.

3. De control o de influencia.

4. De significación.

5. De celos o celotípicos.

6. De culpa.

7. De ruina.

8. Somáticos hipocondriacos.

9. Nihilistas o de negación de las cosas y de todo.

10. Megalomanía o de grandeza.

11. Religiosos o místicos.

12. Delirios fantásticos.

Una vez que hemos aprendido la diversificación del pensamiento y entendemos el por qué no se cumplen muchos deseos.

¿Qué hacer para solucionar los dilemas entre el deseo y la frustración del pensamiento?

Un auto examen basado en la auto observación y en los resultados que tienes, es decir, si piensas en riqueza, ¿por qué obtienes carencia?

Si piensas en salud ¿por qué sigues enfermo?

Si piensas en el amor de tu vida ¿por qué sigues en soledad o frustración?

¿Será acaso que no funciona la ley de la atracción?

La verdad es que el factor de calidad del pensamiento es la clave de los resultados mentales, esto significa que aprendas a escucharte, las palabras que más ocupas durante el día, el tipo de personas con las que te relacionas y los temas que más tratas.

Muchos de mis pacientes dejan sus enfermedades cuando paradójicamente dejan de mencionar la enfermedad, el mal y sus problemas, dejan de darle culto al dolor y comienzan por hacer cambios de hábitos de pensamiento, sentimientos y acciones.

Todo tiene solución si sabemos invertir el origen mental del error.

La ley mental de que, *"lo semejante produce lo semejante"*, está en acción para saber tener el control automático de resultados

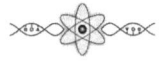

correctos por tener los pensamientos adecuados al deseo.

La ley mental de que, *"Fuera de mente, fuera de cuerpo y experiencia"*, está para ayudar a hacer los ajustes precisos.

SER CONSCIENTE DE LAS PUERTAS DE TU PESAMIENTO

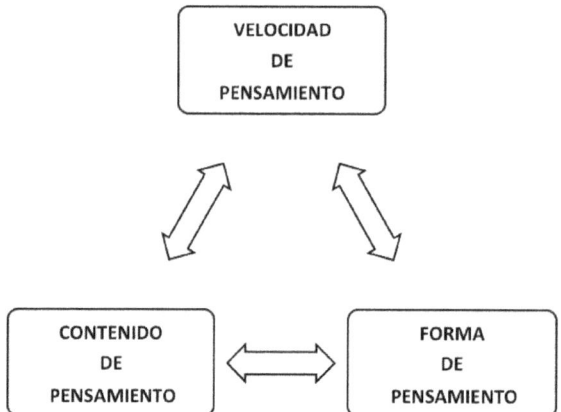

"El mundo como lo hemos creado es un proceso de nuestro pensamiento. No puede ser cambiado sin cambiar nuestro pensamiento"

Albert Einstein

Capítulo 4

CANTIDAD

EL USO CORRECTO DEL TIEMPO

Si en el pasado capítulo hemos visto la importancia de la calidad y tipo de pensamiento que nos aleja o acerca a nuestras metas, ahora llega el momento de hacer que las cosas sucedan y esto es la suma de:

CALIDAD, CANTIDAD Y GRADO

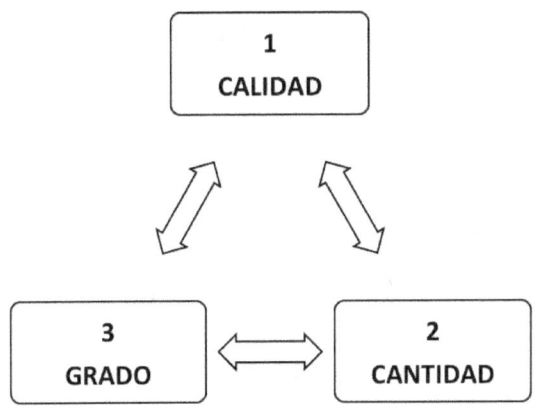

Calidad: Es saber si algo que deseas, es bueno para ti y para los demás, hay que saber elegir y elaborar para tener buenos resultados.

El poder de la elección está en la calidad.

La fuerza de atracción está en la calidad.

Cantidad: Es el precio justo que se paga por el bien deseado.

No todos tienen la cantidad que se requiere para lograr el bien deseado, llegar a la **"tierra prometida"**, los hebreos en la antigüedad, guiados por Moisés, estuvieron 40 años en el desierto, y dicen las escrituras que no les faltó alimento y vestido a sus elegidos.

Pero *¿Cuál es tu tierra prometida?*

Imagínate tu deseo más bello y que está allí esperándote; pero, hay un desierto, significa la duda del buscador del camino al éxito, es decir, una arena cambiante, con espejismos, en donde hay que saber orientarse para avanzar, y muchos espacios de soledad, de prueba y de decisión.

"¿Cuál es tu desierto?" ... **¡Piénsalo!**

> ## *"¿Cuánto estás dispuesto a pagar por tus sueños?"*

Has valorado lo que implica esta pregunta:

Es tiempo.

Es esfuerzo.

Es quemar tus naves y lanzarte al vacío.

Es romperte y romper tus paradigmas.

Es dejar de ser "TU viejo molde" y empezar a ser lo que has venido a ser en esta vida.

Es romper el molde negativo de tus ancestros.

Es abrirte a la vida.

Implica muchas veces: *"Sangre, Sudor y Lágrimas"*

Valora cuando hayas logrado tu resultado para ser:

"LA PERSONA EN LA QUE TE VAS A CONVERTIR"

Grado: Es el entendimiento que has conseguido, por el tipo de persona en la que te has convertido. (Mucho sobre este tema hablaré en mi próximo libro *TRANS-FORMA-ACCIÓN libro 3 "La Promesa"*).

 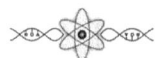

La mejor ley de la metafísica para unirte con tus deseos y salir del sufrimiento, de la duda y del temor, se llama: **"Ley de la Información"**.

Que nos dice:

"Todos tus deseos son órdenes para el universo si sabes pedir"

Si no tienes lo que deseas, es porque no sabes pedir.

En la biblia dice:

"Pedid, y se os dará; buscad, y hallaréis; llamad, y se os abrirá" (San Mateo 7:7).

y si pides sin recibir es porque no tienes la información, sin información es difícil que pases a la acción, de ahí mi obra llamada:

TRANS-FORMA-ACCIÓN.

Es un hilo conductor desde la **FORMA** del presente para el logro de la **ACCIÓN** del futuro, desde el rompimiento de tus viejos paradigmas **(TRANS)**, que te tienen muy atrasado y por eso no logras lo que en realidad quieres.

El pasado es la mente o lo que está detrás de todo efecto visible, y que debe conocerse, para modelar en el presente y prepararlo al futuro, es la semilla que TRANS-FORMA, es decir lo que está detrás de la forma, para corresponder.

El presente siempre es el pensamiento o la FORMA mental de la causa.

El futuro es el entendimiento, o la **ACCIÓN** del proceso para lograr tus deseos, es la recompensa o el precio que has pagado, por "la persona en la que te has convertido" y eso es lo que eres.

Sin la correcta **INFORMACIÓN** estás en una habitación oscura, en un desierto desolado sin mapa del camino, estás que quieres, pero no puedes.

Por más que te esfuerzas no logras los resultados y cuando

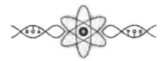

obtienes algo, está fuera de tiempo, ¿te ha sucedido?

"La física cuántica no sería nada sin información"

Tu eres información codificada, estas diseñado a imagen y semejanza de aquello que te ha concebido.

Eres hijo del deseo y naciste para cumplir tu propósito. Usa la información y ama aplicarla cada día hasta que logres dominar tu mente y logres empoderar tu mentalidad.

Sé fiel hasta la muerte, y yo te daré la corona de la vida (Apocalipsis 2.10).

Tu relación metafísica con la vida está diseñada para que te sea útil y práctico todo lo que vives, realiza estos tres pasos con la información:

PIENSA→ EXPERIMENTA→ REALIZA

Piensa y valora la información si es adecuada para lograr la calidad de lo que quieres.

Experimenta si el trabajo que realizas es semejante a tu deseo.

Realiza tus más caros anhelos, en eso consiste el cumplimiento de la "promesa".

¿Cuánto valen tus deseos?

El precio que marca la diferencia se llama PENSAR, esta es la moneda de cambio en la cantidad.

Todos los días el ser humano tiene 86,400 segundos para lograr lo que desea.

Ya que un día son 24 horas, una hora son 60 minutos, un minuto son 60 segundos, esto quiere decir.

24X60=1440 minutos

1440X60=86,400 segundos

Estás a un solo pensamiento de lograr tus deseos.

Esto quiere decir: enfócate manteniendo lo que dice la biblia:

"Orar sin cesar" (1 Tes 5:17).

"Un solo pensamiento mantenido con calidad marca la cantidad"

Mi experiencia personal de procesos, acciones y decisiones que marcaron mi vida y que te comparto.

Después de haberles contado mis primeros desafíos en el primer libro de TRANS-FORMA-ACCIÓN en donde aprendimos los circuitos de memoria y sus procesos desde la infancia.

Mi adolescencia, Vocación, Elección y Decisión

Llegó mi adolescencia y mi tiempo de decidir cómo llegar a más personas y poderles ayudar ya que eso inquietaba mi interior.

Era el momento de tomar mis decisiones, y saber, si debía tener una profesión o dedicarme al servicio religioso ya que lo sentía muy dentro de mí.

Mi madre me dijo:

"La religión es buena, pero debes tener una carrera profesional y un título, porque no les darás de comer biblias a tus hijos el día que decidas casarte".

Mi padre me decía:

Serás un gran profesor porque sabes guiar a otros jóvenes en sus deberes.

Te voy a llevar a que presentes un examen en el colegio de profesores.

Obedecí a mi padre y aprobé el examen, pero, sentí que no era

mi momento de hacer este tipo de estudio porque no estaba identificado con ello.

Hablé con mi *madre y me dijo:*

Hijito "todo sucede por algo". ¿Qué piensas hacer?, ¿si no sabes, cierra los ojos y consulta con tu almohada?

Ella sabía que cuando yo cerraba los ojos y entraba en sueños, recibía información que me descubría lo que quería saber.

Así fue como me vi con una bata blanca y entendí cuál era el consejo de mi sueño.

Presenté mi oposición al colegio de médicos en donde no fue fácil porque había miles de solicitudes y *mi oración fue:*

"Dios mío, sé que todo tiene una razón de ser y si mi vida es para servir y dar vida a más vida, ¡ayúdame!, si apruebo el examen será la señal de que este es mi camino"

El universo me respondió y aprobé mi examen del colegio de médicos, fueron años de esfuerzo y de aprendizaje, así que al terminar mis materias y para certificarme, llagaron las prácticas en donde aprendí a dar vida a más vida en los procesos de parto de mis Pacientes en las clínicas de escasos recursos en donde daba servicio médico.

Para recibirme de médico, pasé por diversos tipos de práctica y mi director de servicios médicos me mostró mis habilidades y facultades en el servicio de psiquiatría.

Fui apoyado para hacer mi tesis de oposición sobre uno de los temas que engloban mi vida y fue sobre los niños hiper Kinésicos, es decir los niños con hiperactividad en su vida, y mi deseo fue prevenir la delincuencia del futuro porque los niños con demasiada actividad en sus neuronas son el foco de atención negativa en los ambientes.

Encontramos que los niños "demasiado inquietos" son diferentes, son poco comprendidos por sus profesores o por su medio ambiente y no porque sean menos inteligentes sino porque es tal su actividad cerebral que terminan primero y se aburren, al no encontrar suficiente motivación para hacer las cosas en sus estudios.

Esto me llevo a descubrir que muchos niños con hiperactividad en la conducción eléctrica de su cerebro provienen de hogares disfuncionales.

Comencé a trabajar y a diseñar equipo de medicina multidisciplinaria, esto me llevó a investigar porqué suceden las cosas, encontré ayuda con el creador del "método SILVA", José Silva donde aprendí cómo es el sistema del cerebro y cómo se puede mejorar si se sabe cómo hacerlo.

Me titulé y fui profesor de Psiquiatría asistiendo a hospitales de enfermedades mentales en donde vi cómo se trataban a los enfermos, con fármacos para dormir y para despertar, llegué a contar hasta más de 10 medicamentos durante el día.

Empecé revisando los expedientes, se trataba de casos de años con los mismos problemas y sin soluciones.

Me puse a investigar y a encontrar un mundo diferente como yo, así que me formé para aprender la homeopatía y la acupuntura, como sigo actualmente trabajando en muchos casos y con buenos resultados.

La vida me presentó el mejor maestro de mi vida, fue realmente un padre, guía y soporte en el conocimiento del paciente, el Dr. Gustavo Zayas Lezama, con 83 años, que, en sus últimos días de vida, fue mi mentor y me dijo:

"Si quieres ser un buen médico tienes que aprender a observar y callar, para que los síntomas te hablen y sepas, ¿qué hacer?"

El maestro me envió a un curso de Meditación Trascendental con el MAHARISHI MAHESH YOGI en donde aprendí a estar más relajado con una técnica sencilla, que se puede hacer con 20 minutos en la mañana y tarde, esto es el equivalente a 8 horas de

sueño. Para este tiempo de estrés es una gran técnica si se aprende con un buen maestro cualificado por Meditación Trascendental.

> **"Tú estás siempre en donde están tus pensamientos, aprovecha cada momento para valorar lo que piensas"**

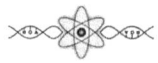

*"El aprendizaje es experiencia,
todo lo demás
es información"*

Albert Einstein

Capítulo 5

ORGANIZAR

LOS PUNTOS CRÍTICOS PARA DAR EL SALTO CUÁNTICO

Las vías que nos guían para dar un salto cuántico son tres:

Pensamiento → Emoción → Creencia

El pensamiento, la Primera vía:

Es la actividad de la mente, porque este es el espacio en donde la mente se expresa.

Es mediante el pensamiento en donde se produce todo.

Es el eje central de la vida.

Es la herramienta para usar correctamente la dirección de la mente y lograr cualquiera cosa que se desea en la vida.

"Todo es pensamiento"

Lo único que somos.

Lo único que tenemos.

Somos seres mentales y nuestra actividad es pensar.

La calidad y cantidad de nuestros pensamientos definen nuestros resultados, no hay nada fuera de nosotros en este universo cuántico.

La mínima cantidad de energía medible es valorada, así como un pensamiento lo es en la mente del observador.

El uso del pensamiento.

Se puede usar de varias maneras para un mismo tema en concreto, desde las más sencillas como pensar bien, pensar mal, usar la dualidad, es decir en momentos pensar bien y en seguida pensar mal o viceversa.

Si pensamos mal, no podemos esperar un buen resultado, así que la salud, la buena fortuna y la felicidad no están en algo ajeno a ti, están dentro de tu pensamiento.

En la biblia dice:

"El reino de los cielos está dentro de vosotros"

Es decir, en el reino mental se encuentra todo, dentro del pensamiento correcto, nada más.

Si se analiza esta oración, podrás descubrir, el auténtico poder en el universo y podrás dar literalmente saltos de alegría porque al fin has descubierto tu verdadero valor como alma.

Sin embargo, para el buscador resulta un obstáculo, obtener buenos resultados cuando se piensa de manera equivocada, y se debe comprender por las experiencias, que hay algo que no se está haciendo bien y eso es dejar el enfoque en el pensar, sentir y actuar de manera correcta.

"Dios no puede ser burlado, porque todo lo que el hombre siembra eso también cosecha" (Gálatas 6:7).

Si siembras pensamientos correctos la cosecha será buena y de armonía, pero si mientes, solo te engañas a ti mismo y vives en estrés hasta que la bilogía de tu sistema nervioso te enferma y te dice: **"basta ya, o cambias o cambias, no puedes seguir engañándote"**.

Llega el momento de la verdad, razona:

¿Por qué estás en esa condición?

¿Hasta cuándo dejarás de mentirte y empezarás una nueva relación contigo mismo y derramarás alegría en tu vida?

Reconoce que "la verdad te hará libre".

Libre de engaño.

Libre de carencias.

Libre de fracasos.

Porque reconoces que hay una causa real para ti y para todos y esa está en tu conciencia correcta.

Todo lo que es bueno, inmutable y perdurable está basado en la verdad, que es la causa genuina de la vida.

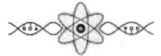

{
"La verdad proviene de la razón correcta por saber usar la adecuada información de la causa mental correcta, el bien, el amor, la perfección, la vida auto-sostenida, inmutable, armoniosa y eterna"

Dr. Joel Rugerio Cano
}

Emoción, la Segunda vía:

Es una actividad en donde tenemos áreas del cerebro afectadas por los sentidos físicos, oído, vista, tacto y olor, sabor, esto afecta zonas sensoriales, que, unidos a **mensajes subliminales**, activan la insatisfacción que despiertan determinados deseos.

MAPA DE LAS EMOCIONES PARA LOGRAR UN COMPORTAMIENTO

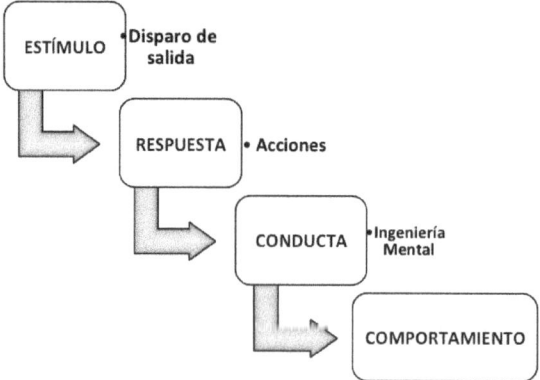

Diariamente vivimos automatismos y hacemos las cosas sin saber el motivo profundo, que nos dio como resultado un estado arquitectónico de comportamiento.

Surge la información como un estímulo dando un disparo de

salida a la emoción, generando acciones que activan o generan una respuesta como consecuencia, buscando las bases en dónde han sido arraigadas las conductas (Ingeniería), para llegar a un comportamiento arquitectónico de diseño.

Las puertas de entrada de las emociones.

Una emoción es un sentimiento que entra por vías físicas y mentales, para dominar las puertas mentales y poner en acción un comportamiento y saber que necesitamos vías de conexión:

CEREBRO→ ESTÍMULO→ PERCEPCIÓN→ EMOCIÓN → SENTIMIENTO

Estas vías tienen zonas de acceso que son:

1. INTERNAS O NEUROQUÍMICAS

NEUROQUÍMICA DE LAS EMOCIONES

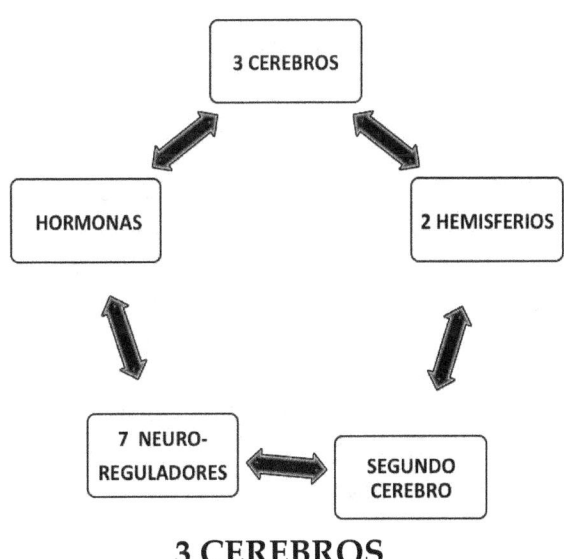

3 CEREBROS

Reptiliano: (DEFENSOR Y TERRITORIAL por miedo)

Para Paul MacLean, **el concepto de complejo reptiliano servía para definir la zona más baja del prosencéfalo**, donde están los llamados ganglios basales, y también zonas del tronco del encéfalo y del cerebelo, responsables del mantenimiento de las funciones necesarias para la supervivencia inmediata. Según MacLean, estas zonas estaban relacionadas con los comportamientos estereotipados y predecibles que según él definen a los animales vertebrados poco evolucionados, como los reptiles.

Esta estructura se limitaría a hacer que aparezcan conductas simples e impulsivas, parecidas a rituales que siempre se repiten del mismo modo, dependiendo de los estados fisiológicos del organismo: **miedo**, hambre, enfado, etc. Puede entenderse como una parte del sistema nervioso que se limita a ejecutar códigos programados genéticamente cuando se dan las condiciones adecuadas.

Límbico: (EMOCIONAL)

El sistema límbico, que según MacLean apareció con los mamíferos más primitivos y sobre la base del complejo reptiliano, fue presentado como una estructura responsable de la aparición de las emociones asociadas a cada una de las experiencias que se viven.

Su utilidad tiene que ver con el aprendizaje. Si una conducta produce emociones agradables, tenderemos a repetirla o a intentar cambiar nuestro entorno para que se produzca de nuevo, mientras que si produce dolor recordaremos esa experiencia y evitaremos tener que experimentarla otra vez. Así pues, este componente tendría un papel fundamental en procesos como el condicionamiento clásico o el condicionamiento operante.

Neocórtex: (NEO CORTEZA O LÓGICA RAZONADORA)

Para MacLean, **el neocórtex era el hito evolutivo más reciente del desarrollo de nuestro cerebro.** En esta estructura tan compleja residía la capacidad para aprender todos los matices de la realidad y de trazar los planes y las estrategias más complicadas y originales.

Si el complejo reptiliano se basaba en la repetición de procesos totalmente por la propia biología, la neocorteza era permeable a todo tipo de sutilezas provenientes del entorno y del análisis de nuestros propios actos.

Para este neurocientífico, **la neocorteza podía considerarse la sede de la racionalidad en nuestro sistema nervioso**, ya que nos permite la aparición del pensamiento sistemático y lógico, que existe independientemente de las emociones y de las conductas programadas por nuestra genética.

2 HEMISFERIOS CEREBRALES

HEMISFERIO DERECHO.

Controla el lado izquierdo del cuerpo y está relacionado con la creatividad, lo emocional y las imágenes (piensa y recuerda las imágenes).

La imaginación y la creatividad suelen ser características de las personas que desarrollan más su hemisferio derecho.

Este hemisferio**está especializado en sensaciones, sentimientos y habilidades especiales visuales y sonoras, como la música o el arte, pero no verbales**.

El hemisferio derecho se conecta con lo real sensible, con el movimiento, y con el tacto.

Con él vemos las cosas en el espacio, y cómo se combinan las partes para formar el todo (percepción u ubicación espacial). Gracias al hemisferio derecho, entendemos las metáforas, soñamos, creamos nuevas combinaciones de ideas.

Las personas que utilizan más este hemisferio suelen ser buenos en el dibujo, soñar despiertos, la lectura, meditación, ejercicio físico, la música o escribir un diario.

HEMISFERIO IZQUIERDO.

Este hemisferio controla el lado derecho del cuerpo, es decir al contrario de donde está situado.

Este hemisferio se encarga de la aritmética, la lógica y **el habla.**

Está relacionado con la parte verbal, el pensamiento lógico, analiza, abstrae, cuenta, mide el tiempo, planea procedimientos paso a paso, verbaliza. Piensa en palabras y en números, es decir contiene la capacidad para la lógica, aritmética (las matemáticas en general) y para leer y escribir. El lenguaje, la audición y la caligrafía están relacionados con este hemisferio.

Este hemisferio es el dominante en la mayoría de los humanos. Entre los grupos de personas que utilizan más esta parte del cerebro encajarían los científicos o ingenieros.

Las personas que utilizan más este hemisferio son personas más organizadas y a las que les gusta que todo esté planificado y siga unas normas o estándares.

Un fallo que afectará el hemisferio cerebral izquierdo (por ejemplo una embolia) puede producir pérdida funcional o afectar destrezas motoras en el lado derecho del cuerpo y también pérdida del habla.

SEGUNDO CEREBRO

Cerebro digestivo y su influencia en la toma de decisiones.

En el estómago existen en torno a **100 millones de neuronas**, muchas más de las que contiene la columna vertebral, y ese es uno de los motivos por los que recibe el apodo de **"segundo cerebro".**

Esta red de células permite mantener un estrecho contacto entre el sistema digestivo y el cerebro, a través de los nervios vagos, informando de todo lo que transita por el primero.

Cuando la comida **llega al estomago hace que se liberen al torrente sanguíneo numerosas hormonas.**

Entre ellas se encuentran el **péptido GLP1**, que disminuye los niveles de glucosa en sangre y favorece la contracción del estómago;

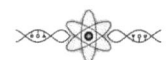

La colecistoquinina (CCK), que reprime el apetito cuando detecta grasas o proteínas en los alimentos.

La bombesina, es una sustancia que reduce la ingesta, es decir las ganas de comer.

La grelina, sustancia conocida como "hormona del hambre".

Esta última ha ganado popularidad en los últimos años tras descubrir que su liberación no solo aumenta el apetito, sino que además **reduce el gasto energético**, y favorece tanto la formación de nuevos acúmulos de grasa como la ganancia de peso.

En esencia, se sabe que los niveles de grelina aumentan bruscamente antes de cada comida y caen inmediatamente después. Para colmo, en algunos individuos obesos se ha detectado que la concentración de la hormona no varía cuando comen ni cuando dejan de hacerlo, lo que explicaría por qué en ningún momento se sienten saciados.

Otro de los cometidos de la grelina, según revelan recientes investigaciones, es **activar el hipocampo, una región cerebral relacionada con el aprendizaje y la memoria.**

Finalmente hay una conexión entre el cerebro y el estómago publicada hace poco por la revista *Science*, que nos **muestra un comportamiento más agresivo cuando tenemos el estómago vacío.**

Una de las razones es que la dieta es la principal fuente de triptófano, un aminoácido necesario para que el cuerpo produzca uno de los neurotransmisores que controlan las emociones a nivel cerebral, la serotonina. Y, por lo tanto, el triptófano y la serotonina disminuyen cuando no se come, incrementando la agresividad.

7 NEUROREGULADORES

1.- Acetilcolina.

Como curiosidad, este es el primer neurotransmisor que se

descubrió. Este hecho ocurrió en 1921 y el hallazgo tuvo lugar gracias a Otto Loewi, un biólogo alemán ganador del premio Nobel en 1936. La acetilcolina ampliamente distribuida por las sinapsis del sistema nervioso central, pero también se encuentra en el sistema nervioso periférico.

Algunas de las funciones más destacadas de este neuroquímico son: participa en la estimulación de los músculos, en el paso de sueño a vigilia y en los procesos de memoria y asociación.

2.- Serotonina.

Este neurotransmisor es sintetizado a partir del **triptófano**, un aminoácido que no es fabricado por el cuerpo, por lo que debe ser aportado a través de la dieta. La serotonina (5-HT) **es comúnmente conocida como la hormona de la felicidad,** porque los niveles bajos de esta sustancia se asocian a la depresión y la obsesión.

Quizás te interese: **"Serotonina: descubre los efectos de esta hormona en tu cuerpo y mente"**.

Además de su relación con el estado de ánimo, el 5-HT desempeña distintas funciones dentro del organismo, entre las que destacan su papel fundamental en la digestión, el control de la temperatura corporal, su influencia en el deseo sexual o su papel en la regulación del ciclo sueño-vigilia.

El exceso de serotonina puede provocar un conjunto de síntomas de distinta gravedad.

3.- Dopamina.

La dopamina es otro de los neurotransmisores más conocidos, porque **está implicado en las conductas adictivas y es la causante de las sensaciones placenteras.** Sin embargo, entre sus funciones también encontramos la coordinación de ciertos movimientos musculares, la regulación de la memoria, los procesos cognitivos asociados al aprendizaje y la toma de decisiones.

Endorfinas (Adrenalina y Noradrenalina).

¿Te has dado cuenta de que después de salir a correr o **practicar ejercicio físico** te sientes mejor, más animado y enérgico? Pues esto se debe fundamentalmente a las endorfinas, una droga natural que es liberada por nuestro cuerpo y que produce una sensación de placer y euforia.

Algunas de sus funciones son: promueven la calma, mejoran el humor, reducen el dolor, retrasan el proceso de envejecimiento o potencian las funciones del sistema inmunitario.

4.- Adrenalina (epinefrina).

La adrenalina es un neurotransmisor que desencadena mecanismos de supervivencia, pues se asocia a las situaciones en las que tenemos que estar alerta y activados porque permite reaccionar en situaciones de estrés.

Finalmente, la adrenalina cumple dos funciones básicas:

Fisiológicas: como la regulación de la presión arterial o del ritmo respiratorio y la dilatación de las pupilas.

Psicológicas: mantenernos en alerta y ser más sensibles ante cualquier estímulo.

5.- Sustancias Adrenérgicas: Adrenalina y Noradrenalina (norepinefrina).

La Adrenalina está implicada en la excitación, así como las distintas funciones del cerebro y se relaciona con la motivación, la ira o el placer sexual.

El desajuste de noradrenalina se asocia a la depresión y la ansiedad.

6.- Glutamato.

El glutamato **es el neurotransmisor excitatorio más importante del sistema nervioso central**. Es especialmente importante para la memoria y su recuperación, y es considerado como el principal mediador de la información sensorial, motora, cognitiva, emocional. De algún modo, estimula varios procesos mentales de importancia esencial.

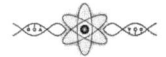

Las investigaciones afirman que este neurotransmisor está presente en el 80-90% de sinapsis del cerebro. El exceso de glutamato es tóxico para las neuronas y se relaciona con enfermedades como la epilepsia, el derrame cerebral o enfermedad lateral amiotrófica.

7.- Gaba.

El GABA (ácido gamma-aminobutírico) **actúa como un mensajero inhibidor, por lo que frena la acción de los neurotransmisores excitatorios.** Está ampliamente distribuido en las neuronas del córtex, y contribuye al control motor, la visión, **regula la ansiedad**, entre otras funciones corticales.

HORMONAS

Las principales glándulas endocrinas son:

1. La glándula pituitaria o hipófisis: Es considerada la glándula más importante del sistema endocrino, porque produce hormonas que regulan el funcionamiento de otras glándulas endocrinas. Puede verse influida por factores como las emociones y los cambios estacionales.

2. El hipotálamo: Esta glándula endocrina controla el funcionamiento de la hipófisis, segregando sustancias químicas que pueden estimular o inhibir las secreciones hormonales de la pituitaria.

3. El timo: Secreta una hormona que recibe el nombre de timosina, encargada de estimular el crecimiento de las células inmunológicas

4. La glándula pineal: Produce melatonina, una hormona que tiene una función importante en el ajuste de los ciclos de sueño y de vigilia.

5.- Los testículos: Estos producen unas hormonas llamadas estrógenos, la más importante es la testosterona, que indica a los varones que ha llegado el momento de iniciar los cambios corporales asociados a la pubertad, por ejemplo, el cambio de voz y el crecimiento de la barba y del vello púbico.

6.- Los ovarios: Secretan el estrógeno y la progesterona. El estrógeno indica a las chicas el momento que tienen que iniciar los cambios corporales asociados a la pubertad.

7. La tiroides: En esta glándula endocrina se produce la tiroxina y triiodotironina, hormonas que controlan la velocidad a la cual las células queman el combustible de los alimentos para producir energía.

8. Las glándulas suprarrenales: Estas glándulas tienen dos partes. Una produce unas hormonas denominadas corticoesteroides, que están relacionadas con el equilibrio entre sales minerales y agua, la respuesta al estrés, el metabolismo, el sistema inmunitario y el desarrollo y la función sexual. La otra parte produce catecolaminas, por ejemplo, la adrenalina.

9.-La paratiroides: Desde aquí se libera paratiroidea, una hormona relacionada con concentración de calcio en sangre.

10.- El páncreas: Secreta la insulina y el glucagón, lo que permite mantener una concentración estable de glucosa en sangre y para abastecer al cuerpo de suficiente combustible para que produzca la energía que necesita.

2. EXTERNAS O INTERCONEXIÓN CEREBRO-MENTE Y MEDIO AMBIENTE

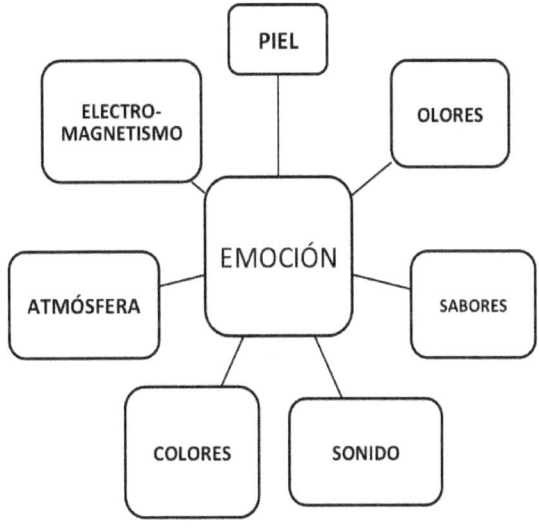

Piel: el primer elemento neurobiológico de respuesta, desde los primeros tres meses de la vida embrionaria.

Olores: a través de percepciones de la nariz hay conexión de circuitos cerebrales, que viajan a la base de datos en donde están procesadas, memorias emociones y sentimientos, para activar sensaciones que se ponen en marcha cerebro, emoción y sentimiento para lograr un propósito.

Científicos estadounidenses publicaron en la revista especializada PLOS One un estudio científico en el que utilizaron una técnica computarizada para descifrar olores hasta su esencia más básica, para lo que realizaron un análisis estadístico y matemático de una base de datos de descripciones olfativas.

Tras analizar 144 olores, llegaron a la conclusión de que las percepciones olfativas pueden clasificarse en diez categorías mínimas:

1. Fragante o floral.

2. Leñoso o resinoso.

3. Frutal (no cítrico).

4. Químico.

5. Mentolado o refrescante.

6. Dulce.

7. Quemado o ahumado (como las palomitas de maíz).

8. Cítrico.

9. Podrido.

10. Acre o rancio.

Jason Castro, de la Universidad de Bates, y Chakra Chennubhotla, de la Universidad de Pittsburgh, indicaron: "Tenemos estas 10 categorías porque reflejan características importantes sobre lo que hay en el mundo: peligro, alimento, etc.", explica Castro. "Si conoces estas categorías, puedes comenzar a pensar en construir olores". "No hemos resuelto el problema que supone predecir un olor en base a su estructura química, pero esperamos lograrlo", agrega el investigador.

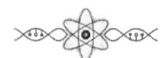

Sabores:

El sabor dulce está en la punta de la lengua.

Es uno de los cinco sabores básicos que conocemos y uno de los pocos que se percibe de la misma forma globalmente.

El dulce es un tipo de sabor presente especialmente en los alimentos con presencia importante de azúcares, una de las sustancias dulces por excelencia.

Aunque también en productos con derivados de este o en aquellos otros con un alto contenido de carbohidratos, glucosa y glucógeno.

Se utiliza en postres, pastas, así como bebidas como gran parte de los refrescos, a través de azúcares y edulcorantes.

Tener cuidado con la exageración de los azúcares porque estos productos, en exceso pueden ser responsables de alteraciones metabólicas.

El sabor salado.

Otro de los cinco tipos de sabores principales. El salado, como su nombre indica, viene potenciado especialmente por la sal. Ejemplo: Palomitas de maíz, por su sobrecarga de sal y para conservar su salud debe evitar el exceso de este saborizante. Puede afectar la salud, no es benéfico cuando hay presión arterial elevada.

El sabor amargo.

Este, el amargo, es uno de los sabores más interesantes. Se trata de una percepción dada por varios compuestos químicos diferentes, siendo producido por diferentes estructuras.

Es al mismo tiempo muy diverso y especialmente diferenciado por nuestras papilas gustativas.

El sabor ácido.

El ácido es el cuarto sabor, uno que guarda especialmente relación con el anterior, el amargo, por provocar una señal de alerta similar a nuestro cerebro cuando es percibido en nuestra lengua. ¿La razón? De nuevo, cuestión de supervivencia, ya que, igual que los venenos suelen ser amargos, también ácidos. Y los ácidos están

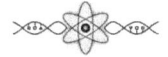

de igual forma presentes en sustancias perjudiciales para el ser humano.

Ejemplo: El limón tiene un sabor ácido.

El sabor umami.

El umami es el quinto sabor y un vocablo japonés que significa **"sabroso"**.

Usado en los sabores básicos, fue identificado y bautizado en 1908 por el científico Kikunae Ikeda, profesor de la Universidad Imperial de Tokio. Él fue quien descubrió que el sabor del caldo dashi de kombu era distinto del resto, el dulce, el salado, el amargo y el ácido, y lo denominó umami. Combinación de umai, "delicioso", y mi, "sabor".

Cómo sucede con las lonchas de jamón.

A pesar de que por su denominación pueda resultar lejano, está asociado al glutamato monosódico y se encuentra presente de una forma importantísima en un producto tan ibérico como el jamón, así como en otros como las anchoas en salazón, la salsa de soja, espárragos o frutas especialmente maduras. Su descripción, aunque compleja, habla de un sabor sutil, de regusto prolongado, que provoca salivación, una sensación aterciopelada y una estimulación del paladar, la garganta y parte posterior de la boca.

Otros sabores: picante, astringente, adiposo...

Los cinco tipos de sabores anteriores son prácticamente comunes a todos, pero culturas como la Oriental, especialmente la India, suma otros. En este caso el picante y el astringente, de acuerdo con el antiguo sistema medicinal de este país, el denominado «Ayurveda».

Sonidos:

Se reconocen por fuerza, tono e intensidad y se perciben en el oído.

¿Cómo se produce el sonido? Recuerda que siempre que hay un sonido es porque hay vibraciones (1) u oscilaciones (2).

1. **Vibración:** movimiento que realiza un cuerpo de un lado a otro de su posición de equilibrio.

2. Oscilación: vibración completa. Es el movimiento efectuado por un cuerpo desde uno de los extremos más alejados de su posición de equilibrio hasta el otro y vuelta al primero.

El sonido necesita un medio de propagación. Se producen sonidos audibles cuando un cuerpo vibra con una frecuencia comprendida entre 20 y 20.000 Hz y existe un medio de propagación.

El sonido se transmite a través de medios materiales sólidos, líquidos o gaseosos, pero nunca a través del vacío.

Colores:

Todo surge de la combinación de colores primarios o básicos: AZUL, AMARILLO, ROJO, ASÍ COMO EL BLANCO Y NEGRO.

El color tiene una influencia probada en el estado de ánimo del ser humano. De hecho, la energía luminosa influye decisivamente en fenómenos básicos de la naturaleza, desde la fotosíntesis de las plantas a las reacciones de los animales y el estado de ánimo de las personas, o el discernimiento de todo lo que constituye el espacio vital.

Atmósfera: es la suma de fenómenos de tipo geográfico y de ello depende las conductas y comportamientos de personas o grupos.

Electromagnetismo: en este fenómeno está el fenómeno de "Electro smog" o radiación electromagnética. Se pueden clasificar en las radiaciones ionizantes y radiaciones no ionizantes, en función de si; es capaz de proveer átomos ionizantes y romper enlaces químicos.

Las frecuencias ultravioletas y superiores, tales como rayos X o rayos gamma son ionizantes y representan peligros especiales (Radioactividad) . La radiación no ionizante, se asocia con dos grandes riesgos potenciales: eléctricos y biológicos.

Las sobre cargas de sonidos que ejercen aparatos de comunicación, como son la telefonía, la televisión, y medios masivos en donde son alterados los sentidos por frecuencias

sutiles o por sobrecargas de ruidos y sonidos como en los altos decibelios en una discoteca, en un encuentro deportivo o en un evento masivo.

Creencia es la tercera vía:

Es diferente a la fe, porque mientras que la fluctuación de la creencia puede ser definitiva para lograr el éxito o mantener la bandera del fracaso porque así está arraigado el patrón de creencia; en cambio la Fe es la convicción del alma de que sabes lo que en verdad quieres y no hay duda de que lo vas a lograr.

CREER ES CREAR

1- ¿Conoce por qué y para que de esta existencia?

"SI EN VERDAD QUIERES RESULTADOS HAY QUE DISEÑARLOS CREYENDO PROFUNDAMENTE QUE YA LOS HAS LOGRADO"

La creencia verdadera que te anima a lograr resultados proviene de usar una adecuada dirección hacia tu objetivo.

Suelta y abandona la tercera dimensión en donde todo es postergar, mentir y retrasar tu evolución.

Utiliza con sabiduría los elementos de tu cuarta dimensión o los aprendizajes de tu subconsciente, para evolucionar.

Aprende a vivir en quinta dimensión en donde puedes confiar plenamente en lo desconocido porque sabes que todo está cuánticamente codificado, todo está **"pesado y medido"**.

2- Tú creas tu propia realidad.

Tus deseos son **órdenes** para el universo cuando te dejas fluir en la fe sincera de que *"tu deseo es correcto para ti y para todo el universo"*, en esto consiste el código de honor Divino.

El universo cuántico siendo físico, está en el sutil borde mental por lo infinitamente pequeño que es.

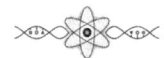

Para la creación de la realidad es necesario unir CEREBRO, EMOCIÓN Y SENTIMIENTO, son las bases de una coherencia sólida.

3- ¿Cómo expulsar tristezas genéticas y emociones de la 3ª Dimensión (como miedos, tristeza, dudas, etc.), para conseguir tus logros?

Elimina tus creencias favoritas: nunca digas, **"No sirvo, no valgo"**, porque esto es una ofensa para la Divinidad que mora dentro de ti.

"Haz el cambio y siente que tú eres capaz,
eres un verdadero hijo del todo poder,
porque reconoces que tú eres una parte de la inspiración
de Dios y solo por eso es por lo que estás vivo"

¿Cuál es tu nuevo estado de ser?

Es un cambio de conciencia, porque ahora tienes una nueva conciencia, ahora tu creencia en ti mismo se ha convertido en fe inquebrantable porque sabes cuál es el proceso que hace que tus deseos se cumplan.

ORGANICEMOS NUESTRO PENSAMIENTO.

Hagamos al hombre a nuestra imagen y semejanza (Génesis 1.26).

Un Dios que sabe lo que hace, es porque tiene un sistema organizado, procesado a la perfección, debemos hacer un análisis integrativo para evaluar nuestros procesos de cambio.

Es una mente organizada que sabe usar su pensamiento y se aclara puede resolver con facilidad sus deseos.

1.- DESDE LA LÓGICA DE CAUSA A EFECTO.

Una mente que sabe utilizar los recursos del pasado desde el pensamiento presente y utiliza sus recursos desde la lógica y los aplica con sentido común pude realizar buenos resultados.

2.- REALIZA EL CAMBIO DESDE LO INVISIBLE DE CUALQUIER EVENTO, SIENTE QUE HAS LOGRADO UN CAMBIO CUÁNTICO DENTRO DE TI.

"Por cuanto había Dios cesado en él todas las obras que creó hasta dejarlas acabadas" (Génesis 2.3)

Cuando has logrado convencerte en tu interior de que has entendido lo que eres, como campo, frecuencia y resonancia, es porque sabes que, si TÚ haces el cambio genuino, las circunstancias cambian para corresponder.

Al principio debes aprender a tener mucha confianza en ti mismo, de que estás haciendo un proceso de cambio y que has aprendido que estás en sintonía con una frecuencia correcta, que estás cambiando desde adentro de ti, que estás dejando de juzgar las apariencias y evitas la duda.

Cuando has aprendido a saber que eres una partícula indivisible del todo poder de la fuerza de tu pensamiento.

Cuando has aprendido a utilizar tu pensamiento creativo organizado más allá de esta línea de tiempo predecible y la cambias a una línea de frecuencia en el campo vibratorio.

Para vivir en un nuevo futuro y cambiar de realidad puedes usar estas líneas de pensamiento.

"Todas mis necesidades están satisfechas".

"Mi universo contiene todo en abundancia para satisfacer mis buenos deseos".

Utilízalos con una gran sintonía cuántica organizada.

Estas son las puertas de una nueva dimensión del pensamiento bien estructurado que produce resultados.

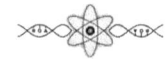

Capítulo 6

INTEGRAR

LAS SOLUCIONES CUÁNTICAS PARA USAR BIEN TU PENSAMIENTO PRESENTE Y DAR UN SALTO AL NUEVO PARADIGMA

> *"Para alcanzar la verdad, es necesario,*
> *una vez en la vida, desprenderse de todas*
> *las ideas recibidas, y reconstruir de nuevo y*
> *desde los cimientos todo nuestro sistema*
> *de conocimientos"*
>
> **René Descartes**

La realidad cuántica consiste en una energía sutil que conecta todo en diferentes realidades.

Al principio de este libro de TRANS-FORMA-ACCIÓN, he intentado que pienses, o que te des cuenta de:

"¿Qué es el pensamiento?".

Espero que hayas quedado satisfecho.

Como ya se ha visto la Mente siempre está ocupada por un sin número de pensamientos para corresponder con la vida y sus actividades.

Ahora vemos si podemos integrar más detalles del pensamiento.

¿En dónde se originó el pensamiento? Si fue creado, ¿quién o qué lo creó?

¿Hubo alguna cosa antes del pensamiento?

¿El Creador o el elemento Creador, podría haber hecho o formado cualquier cosa sin pensar?

¿Fue el Creador antes que su propio pensamiento? De ser así, el Creador, en aquella ocasión, no se habría conocido a Sí Mismo ni habría conocido a cualquier otra cosa, puesto que uno no puede conocer sin pensar.

La solución de todo este asunto es que la Mente y el pensamiento coexisten "desde el principio" —para siempre—, como el elemento original y su actividad o poder.

No hubo nada antes de la Mente y del Pensamiento, así como no puede haber ninguna cosa después de la Mente y del Pensamiento.

El pensamiento no se hace, es la actividad o poder consciente del elemento original, elemento en continuo desarrollo, para siempre, porque es la Naturaleza inexhausta.

La Mente y el Pensamiento son la Vida Misma, es por esto por lo que la Vida no puede hacer nada ajeno a Sí Misma.

En verdad, la Vida no hace nada. Solo continúa desarrollándose, organizándose y sistematizándose a Sí Misma.

La Vida es intangible por Sí Misma, sin embargo, a medida que se desarrolla, continúa analizándose, organizándose y expresándose u objetivándose a Sí Misma.

Solo vemos su estado objetivo o tangible. La Vida y el Pensamiento son uno, son el elemento original y su actividad.

La Vida, la Mente, la Conciencia, por la actividad del pensamiento, ascienden perpetuamente, yendo cada vez más alto hasta alcanzar lo último de la Vida, es decir, la perfección o el auto entendimiento completo.

De acuerdo con mis pruebas e investigaciones he descubierto que:

"La verdadera naturaleza de la Vida, de la Mente o del Pensamiento es que en el campo cuántico la actividad de la energía, frecuencia e información siempre es coherente, perfecta y buena, nuestra tarea genuina de por vida consiste en descubrir esto y probarlo"

La Vida en estado de desarrollo individual infantil o inmaduro, piensa de otra manera, forma el mal que piensa, dando así apariencia o expresión a

su propio pensamiento erróneo, experimentando en seguida esos males como si fueran reales, por medio de más autoengaño.

Así el mal continuará siendo una espina en el cuerpo del pensador mal intencionado o equivocado, hasta que haga los ajustes adecuados y vuelva a pensar solo en el bien, como lo real, lo único coherente de la Vida, que es la Realidad, o la Verdad acerca de la genuina Naturaleza, de Dios.

Tu pensamiento crea tu futuro correspondiente.

No hay ningún sentido en la vida si se desea algo correcto, no tenerlo alineado con la frecuencia, vibración y energía.

Tu pensamiento es energía, lo esencial es invisible a los ojos.

La fuerza mental invisible de tu mente se activa a través de impulsos eléctricos, de cambios neurológicos y de procesos mentales surgidos del campo emocional que han impactado en los sentidos, obligando al ser humano a tomar acciones.

El conocimiento aplicado y demostrado de manera correcta, debemos alinearlo de manera correcta, de tal forma, que el pensamiento de la mente se debe sintonizar con el cerebro para producir un resultado y una experiencia.

Si se hace esta experiencia una y otra vez se logrará un estado diferente con nuevas conexiones en el cerebro y nuevos sentimientos por haber logrado una nueva energía, por haber logrado un sentimiento elevado de gratitud.

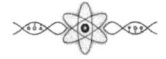

Tener una intención clara y una mente elevada ajena al dolor, ira o resentimiento, es decir que, nos hemos elevado a una frecuencia más elevada y así nuestro destino se ha integrado, porque se ha elevado.

Da gracias antes de que el evento ocurra.

No actúes al revés, diciendo:

Cuando sea rico...

Cuando tenga esta relación…

Evita caer en el juego de inventar un futuro sin haber alineado tus pasamientos, con tus sentimientos, unidos a las acciones en dirección a tus sueños.

Muchas veces he oído:

"Fíngelo, hasta que lo consigas"

y ¿qué he visto en la realidad?

Más de un 90% que han estado en el fingimiento han seguido hablando de un sueño, que se ha convertido en pesadilla,

¿por qué?,

sencillamente porque,

"la suposición sin acción y sin el <u>sentimiento</u> correcto no hace nada".

Ponerse a trabajar juntando cerebro con emociones y sentimientos, para entrar en un nuevo estado.

Es necesario moverse literalmente a un estado de ser, dejando los viejos circuitos de viejos programas repetitivos, instalando lo nuevo, neurológicamente hablando, es decir, salir de ser un reflejo de las circunstancias de los demás, a ser dueño, amo y señor de tus deseos.

En el modelo cuántico: nuestros sentidos deben ser los últimos en enterarse, de lo que la mente ha creado. Empieza a abrazar esto:

Debes lograr una emoción elevada de regocijo, inspiración y

gratitud. Solo por haber aclarado tus deseos en tu mente y en tus intenciones, de esta forma podrás salir de las tinieblas a la luz.

Salir de la tercera dimensión, en donde el enojo, a la envidia, la rivalidad, generan culpa, pérdida y resentimiento, a poder alcanzar un nuevo estado de paz, como mínimo.

Cambiar de estado es cambiar el sentido material por un nuevo sentido que es vibracional, en el campo que es la vida.

Como ya te expliqué en mi primer libro de TRANS-FORMA-ACCIÓN, sobre los CIRCUITOS DE MEMORIA, te mostré, el efecto de la mentalidad y sus resultados. Porque sanar nuestras emociones es el camino de la elevación a nosotros mismos, avanzando a un estado superior de conciencia.

Todo lo que supera a la materia es mental y empieza en el pensamiento correcto, que debe estar claro además de estar cargado con una noble y pura intención para despertar el ser superior que llevas en tu interior.

Recuerda que estás hecho de un mundo mental en donde tus creencias, apoyadas por tus hábitos te tienen atado en dónde estás y no en dónde quieres estar, es por ello, la necesidad del cambio.

Sueña, visualiza, siente tu mayor deseo y siémbralo en el campo de energía, y recuerda mantenerlo siempre con constancia, esto hará que la velocidad material baje de frecuencia o hasta que se convierte en una velocidad cuántica, es decir, energética y es entonces cuando saldrá disparado tu deseo al futuro con una velocidad diferente.

Es así como puedes diseñar todo.

Alguien te dijo:

¿Cómo te ves en un año?

¿Cómo te ves en tres años, o en cinco años?

Y tú haces compromisos de lanzarte por ese deseo, y ¿por qué no se consigue el resultado?

Sencillamente porque no se han hecho los cambios ni el ajuste mental para corresponder a tu propósito.

No hay deseo que no se cumpla en el campo cuántico, recuérdalo, siempre hay respuestas en el universo para los que están despiertos, es decir haciendo **"algo"**.

Tu personalidad es tu experiencia en el mundo visible y es el resultado de tus pensamientos, esto es, un registro de tus recuerdos y sentimientos del pasado.

Si en verdad quieres algo, empieza por **dar gracias antes de que el evento ocurra**. Esto es hacer el efecto cuántico o de quinta dimensión en nuestra vida, es hacer una experiencia dimensional.

En la tercera dimensión se hace al revés, todo es pedir y pedir sin parar, hasta que haya un resultado y una vez que hay alguna respuesta no lograda por el cambio de frecuencia y vibración, el resultado, aunque sea muy bueno en apariencia, se vuelve una derrota en el reino mental

Integración Cuántica del pensamiento

La mejor forma de integrar nuestro pensamiento es saber limpiar memorias, liberar bloqueos e interferencias, sanar nuestras relaciones con Dios, con nosotros mismos y con nuestro ambiente.

Sanar nuestra creencia favorita.

Antes de comenzar a tocar este tema tan importante para este Bestseller, debo decirte que tenía un libro sobre el tema de la obesidad y la mentalidad del obeso, pero mi costumbre de dejar las cosas para otro tiempo, o de empezar cosas sin concluir, me hizo perder la oportunidad de cumplir con mi idea original.

Tomé un curso de inmersión de una semana de **"agente de cambio"** y ahí fue donde, tuve una sacudida interior que me hizo llegar a un compromiso con mi alma, Gracias al trabajo con **Rafa Rodríguez. Fundador de UNIVERSITY OF CHANGE y autor del libro "Ser Jefe es Humano".**

En estos días de inmersión rompí mis bloqueos y me decidí a tomar la firme decisión de hacer un libro y llevarlo a la cima, no sabía cómo ni de qué manera.

Así fue como la vida me llevó a un grupo de **"almas imparables"** con **Laín**, en donde ahora estamos desarrollando temas de ayuda y evolución para miles de personas.

¿Cómo empiezo mi proceso de cambio?

Reconocer si actúas como un programa, si es así, ¿por qué no cambiar?

La mayoría de mis pacientes que no han logrado resultados no es por el método, no es por la medicina, no es por el producto que les recomiendo, sino porque su mapa mental de su realidad permanece con ellos.

Tú no eres **"Gordo"**, aunque así te lo hayan hecho creer y estés convencido de tu derrota corporal.

Tú no eres **"estreñido"**, aunque tus resultados, juicios y creencias te muestren este error corporal originado en procesos mentales.

Tú no eres la **"enfermedad"**, despierta y date cuenta de que solo **"eres un reflejo de un pensamiento enfermizo que has estado amando desde que le permitiste entrar en tu subconsciente"**.

Arreglar tu casa mental.

Es una tarea titánica cuando estás acostumbrado a que todo el mundo te resuelva tus problemas, recuerda **no eres un lisiado que va a la guerra, al contrario, Tú eres un hijo del TODO PODER**, sin importar como lo llames o como lo pronuncies.

Naciste a la vida, naciste al éxito, naciste a la riqueza, naciste a la felicidad, luego entonces ¿por qué vives con estrés, con ansiedad y sobre todo por qué no eres feliz?

Si estás así es porque quieres.

Tú tienes el Poder para arreglar tus emociones, limpiar esas sensaciones innecesarias y abandonar el robot de automatismos que te tiene atado a los mismos programas y a cometer los mismos errores.

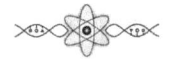

¿Cómo es el nuevo programa?

Esta es una nueva frecuencia, es de una estructura más limpia porque todo está en orden con la vida.

Cuando actúas bajo la orden de la tercera dimensión es donde todo suele funcionar como CAUSA-EFECTO.

Ingresar en la quinta dimensión, en dónde todos tus procesos están fuera del cuerpo, fuera de tu sentido de persona como referencia, es dejar de juzgar las apariencias.

Es el espacio en donde no eres tú el que hace los cambios, ni consigue los resultados, sino es el cambio de frecuencia, el cambio de energía, los que hacen que suceda el cambio en el exterior, pero con acciones, no existen leyes en que tengas todo lo que deseas, sin acción.

Los nuevos programas requieren nuevas órdenes:

Ley del sentido.

Todo tiene un sentido y ese sentido es una frecuencia, onda y vibración, tanto mental como física para corresponder con el medio ambiente.

Todo cambio real requiere un cambio de secuencia sobre la materia, requiere un **"darse cuenta"**, para hacer los ajustes y abandonar el error.

Ley de compensación cuántica.

No importa el futuro, si estás haciendo bien tu trabajo tus resultados están a tu alcance ahora; si estas **"sembrando semillas de bendición"**, tendrás tiempo para recoger la abundante cosecha en tu mundo, en tus relaciones y en tu economía.

Porque lo que sueñas, lo que visualizas y lo que plantas en el campo de energía, creará partículas que generarán una vibración para corresponder.

Organización e integración cuántica del pensamiento.

"La diferencia entre dos objetos materiales (por ejemplo, entre un átomo de plomo y un átomo de oro) no existe a nivel material.

Las partículas subatómicas como protones, electrones, quarks y bosones, de las que está compuesto un átomo de plomo o de oro, son las mismas.

Aunque las describimos como partículas no se trata de objetos materiales. Son impulsos de energía e información.

Lo que diferencia el plomo del oro es la distribución y la cantidad de estos impulsos de energía e información.

Toda la creación material se estructura a base de información y energía.

Todos los sucesos cuánticos son oscilaciones de energía e información.

Todos estos impulsos de energía e información son la **no-materia** que crea todo lo que creemos que es sustancia y materia. De esta forma vemos claramente que la sustancia base del universo no es sustancial.

La realidad es que las partículas infinitamente pequeñas son la no-materia pensante.

Será que todo esto se debe a un pensamiento o un impulso de energía e información.

Y ¿la cuarta dimensión?

Es el espacio relativo entre tercera dimensión, la parte material y la quinta dimensión o parte más sutil conectada con la fe y con lo Divino dentro de cada uno de nosotros, que es la zona de los milagros o **SUPRACONCIENCIA.**

Cuarta Dimensión: en donde la mente habita el **SUBCONSCIENTE**, porque NO existe pasado, presente o futuro, todo es una sola unidad.

Albert Einstein en su célebre teoría de 1905 de la relatividad especial habló por primera vez del tiempo como una cuarta dimensión y como algo indispensable para ubicar un objeto en el espacio y en un momento determinado.

El subconsciente es relativo a la información, calidad, cantidad y grado.

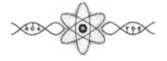

La calidad de la información.

La cantidad de informes, conceptos, valores y aprendizajes grabados.

El grado de comprensión o entendimiento para aplicar las leyes de la vida.

El tiempo en la teoría de la relatividad no es una dimensión espacial más, ya que fijado un punto del espacio-tiempo, este puede ser no alcanzable desde nuestra posición actual, hecho que difiere de la concepción usual de dimensión espacial.

Aunque inicialmente se interpretó el tiempo como una "dimensión" matemática necesaria para ubicar un evento u objeto, en la teoría de la relatividad general el tiempo es tratado como una dimensión geométrica más, aunque los objetos materiales no puedan seguir una trayectoria completamente arbitraria a lo largo del tiempo (como por ejemplo "dar la vuelta" y viajar al pasado).

La necesidad del tiempo dentro de la teoría de la relatividad es necesaria por dos motivos:

En primer lugar, los objetos no solo se mueven a través del espacio, sino que también lo hacen a través del tiempo, es decir su coordenada temporal aumenta continuamente, por lo que hubo la necesidad de hablar del tiempo ligado al espacio como la cuarta dimensión (en inglés spacetime, en castellano espacio-tiempo).

Además, el ritmo de avance en la dimensión temporal depende del estado de movimiento del observador, produciéndose una dilatación temporal efectiva para los observadores más rápidos, con relación al tiempo medido por un observador estacionario.

En segundo lugar, el carácter intrínseco del espacio-tiempo y su cuatri- dimensionalidad requiere un modo conceptualmente diferente de tratar la geometría del universo, puesto que una cuarta dimensión implica un espacio plano (bidimensional) que se curva en la teoría de la relatividad general por la acción de la gravedad de la materia, originándose la curvatura del espacio-tiempo.

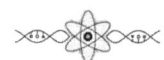

*"En momentos de crisis
solo la imaginación es
más importante que el
conocimiento.*

Albert Einstein

Capítulo 7

PROMESA

LA PROMESA DEL PENSAMIENTO CUÁNTICO PARA NUESTROS TIEMPOS

> "Tu mundo seguirá tu idea de ti mismo.
> Primero viene tu pensamiento sobre ti
> mismo, luego sigue el mundo exterior"
> **Naele Donald Walsch**

Es la promesa del futuro, crear un programa para un futuro mejor, así podemos acceder a una nueva vida.

Vivimos tiempos imperceptibles que son siempre tiempos reales pero oscuros, en donde se fabrican futuros instantáneos. Sin estos potenciales, la vida es imposible.

Recuerdo cuando era niño llegó a casa una niña hija de una amiga de mi madre, a felicitarme por haber cumplido 10 años, fue una fiesta muy bonita entre globos, pastel y júbilo.

Acabada la fiesta, mi nueva amiguita me dijo, Joel ha sido una tarde diferente, espero que nos volvamos a ver algún día ya que mañana salgo de la ciudad porque mis padres van a trabajar en la capital.

Y así fue, a mi amiga de esta ocasión no la volví a ver más hasta terminada mi carrera de médico.

Cierto día en el hospital llego a mí una joven paciente que urgentemente deseaba verme, pensé que algo grave sucedía, esta persona esperó que terminara mi consulta, al salir a la recepción pregunté a la enfermera si tenía alguna consulta más y me dijo:

Doctor -hay solo una persona que le espera, al parecer venia de prisa, pero vio que tenía el día como siempre lleno de consultas y decidió esperar. Salí a ver de quién se trataba.

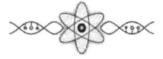

Vi a una hermosa y joven mujer, que me dijo:

-Doctor, Joel, pasé solo a saludarte.

Mi respuesta fue un nervioso, hola que tal, ¿Cómo estás?

La joven me dijo: seguro que no te acuerdas de mí. Soy Graciela, te conocí una tarde inolvidable en casa de tu madre, me llevaron a tu décimo cumpleaños, y a pesar del tiempo que ha pasado tal y como te prometí, aquí estoy, ¿me invitas a tomar algo?

Por supuesto fue mi respuesta y pasamos una tarde única, compartiendo recuerdos y experiencias de nuestras vidas.

Me quedé sumamente sorprendido, porque pensé que una niña a los nueve años que ella tenía, hubiera dado su palabra y después de casi quince años hubiera regresado tal y como me había ofrecido.

Amigos, el valor de dar tu palabra y cumplir tu promesa, ¿Cuántas veces en nuestra vida, damos nuestra palabra y ofrecemos algo, que quizá nunca vamos a cumplir?

Lecciones que aprendí con el Valor una promesa y sus implicaciones en el pensamiento.

Fuerza: es el estado mental que se adquiere por tener un deseo que diariamente te motiva.

Auto dominio: tener la certeza de que estás haciendo las cosas y que las opiniones ajenas no te afectan, sino que tú cada día estás avanzando.

Fe: es el estado cuántico inmaterial que se traduce en ir sumando sentimientos de confianza en el futuro sabiendo que vas a lograr tus sueños.

Esperanza: es cada momento que haces que te acerca a un resultado firme, a una mejor vida y a un mejor tiempo para ti y los tuyos.

Convicción: un estado inamovible de que, pase lo que pase y suceda lo que suceda todo está diseñado en lo invisible.

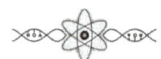

Palabra de Honor: el valor de tu palabra

Ejercicio del valor de tus Palabras.

¿Qué significa lo que dices en cada momento de tu vida?

_____

_____

_____

_____

_____

_____

Ejercicio del valor de tus palabras.

¿Cuánto vale lo que dices?

_____

_____

_____

_____

_____

_____

La palabra está llena de emoción, sentimiento y energía y tiene un contenido de poder, en ello radica la magia del **"verbo"**, recordemos lo que está escrito en la Biblia: **"Y el verbo se hizo carne y habitó entre nosotros" (San Juan 1.14).**

La verdadera palabra está envuelta en fe, en intención y de ahí los resultados, no seas de los que solo escuchan, se emocionan y no hacen nada.

Dios ama a los hacedores de su palabra y no a los oidores olvidadizos.

Antes de hablar piensa si lo que dices es verdad, o si tu mensaje es falso, atrévete a vivir las consecuencias del estrés de la falsedad por el engaño.

Dios ama al que honra sus palabras.

La mejor de las formas de vivir en paz es honrar lo que dices. Es uno de los cuatro acuerdos de la filosofía Tolteca descrita por el Dr. Miguel Ruiz, que dice:

No supongas:

No dar nada por supuesto.

Si tienes duda aclárala.

Si sospechas, pregunta.

Suponer te hace inventar historias increíbles que solo envenenan tu alma y no tienen fundamento.

Honra tus palabras:

Sé coherente con lo que piensas y con lo que haces.

Ser auténtico te hace respetable ante los demás y ante ti mismo.

Haz siempre lo mejor:

Si siempre haces lo mejor que puedes, nunca te recriminarás, ni te arrepentirás de nada.

No te tomes nada como personal:

En la medida que alguien te quiere lastimar, ese alguien se lastima a si mismo y el problema es de él y no tuyo.

"Por tus palabras serás justificado, y por tus palabras serás condenado" (Mateo 12.37).

Compromiso: es el acto más poderoso del alma porque solo nos muestra en la vida sus resultados, ese es el nivel de compromiso, y por tus frutos se te conoce.

> "Si quieres cumplir con tu promesa,
> sal de los límites de las programaciones de los
> demás y atrévete a salir en dirección
> a tu esencia"

Practica del autoexamen de tu compromiso:

¿Cuál es el grado de compromiso que tienes con la vida?

_____

_____

_____

_____

_____

Practica del autoexamen de tu compromiso:

¿Qué tan comprometido estás con tu familia?

_____

_____

_____

_____

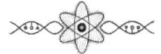

Practica del autoexamen de tu compromiso:

¿Qué tan comprometido estás con tus relaciones personales?

_____

_____

_____

_____

_____

_____

_____

Practica del autoexamen de tu compromiso:

¿Qué tan comprometido te sientes con tu idea de Dios?

_____

_____

_____

_____

_____

_____

_____

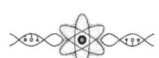

La mejor promesa en física cuántica es salir del error y auto engaño por estar en un mundo de apariencias, para ir al encuentro de tu Propósito Genuino.

Mapa del Valor de una Promesa

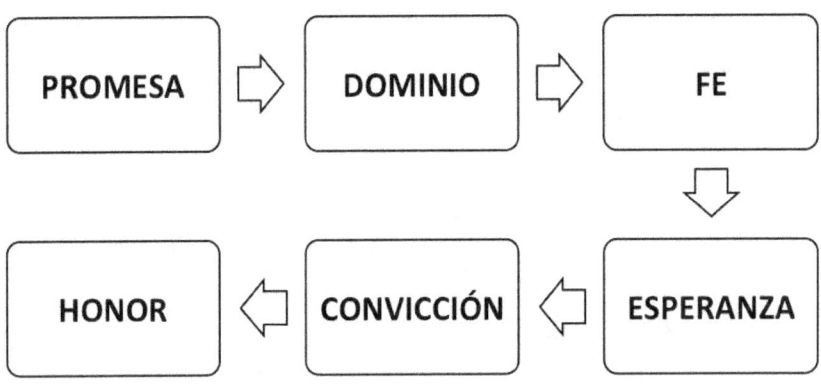

Diseño de una Promesa: es el momento para crear un futuro de diseño porque ya tenemos herramientas que nos llevarán al siguiente nivel en nuestras vidas.

Lo primero que tienes que hacer es haber hecho lo suficiente como para dejar de vivir la vida que tienes.

Prométete a ti mismo que vas a hacer las cosas correctas, los pasos correctos hasta lograr tener correctamente tu deseo.

Eres un ganador de todo lo que diseñas, porque hay dos puntos en un mismo resultado, es decir si logras el éxito, serás un vencedor del desafío.

Y si no, de todas maneras, si hubo un resultado semejante al deseado, tampoco hubo fracaso, como el mundo lo piensa, lo que en realidad sucedió es que hubo un aprendizaje de cómo se deben hacer las cosas de otra manera.

Diseñar una promesa es un trabajo de la conciencia basada en

una madurez lograda por un entendimiento, es decir, reconocer el enorme valor del poder de nuestras palabras impresas con la acción.

Una promesa es un cheque al futuro, con un precio que se tiene que cumplir con lo acordado.

Una promesa es un acto de fe, que se tiene que cumplir por la confianza que está depositada en la persona.

Una promesa es un pacto de honor que se cumple más allá del tiempo y del espacio.

Cuánticamente tenemos que aprender a desarrollar la promesa.

Nuestra época acaba de abrir los pasillos de informaciones universales. Esto significa que es más fácil desequilibrarse, que encontrar la paz y la tranquilidad.

Actualizamos demasiados futuros peligrosos y el planeta los manifiesta a su forma y entendimiento logrado, como si se envía un correo a un destinatario.

"Mi concepto de promesa es un viaje por el tiempo en el que tarde o temprano tú y yo estamos destinados a volver a encontrarnos"

Tenemos que aprender cómo viajar en el tiempo en aras del destino, utilizando en el momento presente el deseo, usando la información de las experiencias del pasado, para lanzar con fuerza nuestra promesa de volvernos a encontrar en el futuro.

El viaje cuántico del tiempo en una promesa que no radica en tu concepto de tiempo-espacio, sino en la conexión del alma con el sentimiento expresada por las palabras que salen de tus labios.

Cuando estás haciendo una promesa que deseas que se cumpla debes usar estas pautas:

"Imaginación de la promesa como un proceso ya realizado, agradeciendo que se va a cumplir con el acuerdo prometido"

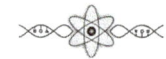

"Utiliza la mejor herramienta con la que cuentas que es tu cerebro, utilízalo para organizar tu pensamiento y alinearlo con tu sentimiento"

"Conecta tu mente para que tus emociones se conviertan en fuertes sentimientos que puedas experimentar y que estés convencido de que vas a experimentar en el mejor momento"

Piensa en el momento en el que decidiste prometer algo, el momento en el que lo dijiste, **¿qué sensación tenías?** Y si eres muy consciente, **¿qué plazo le diste a lo que prometiste?**

Has pensado, si todo está diseñado para ser felices, ¿por qué no se cumplen las promesas?

En ¿Qué momento no se cumplieron tus objetivos deseados?

¿Qué fue lo que hizo que no se cumplieran tus ofrecimientos?

¿Por qué tu palabra se perdió y no llego a su destino?

En el vacío del universo hay un espacio en donde están las palabras que dijiste y no dijiste, que pensaste usar y no utilizaste, hay una palabra que quedó perdida sin llegar a su meta.

Has pensado:

"¿por qué mis palaras, promesas y juramentos no llegan a cumplirse?"

Sencillamente porque tus palabras pueden afectar tu destino.

TU LENGUAJE CREA UN COMPORTAMIENTO Y CREA TU DESTINO

¿Por qué crees que hay gente que tiene suerte en la vida, que todo les sale bien, y Tú por mucho que lo intentas siempre parece que las cosas se tuercen, o que llegaste tarde al encuentro?

"El poder creativo de la palabra hablada"

Analicemos:

- *¿Para qué quiero cambiar?*

_____

_____

_____

_____

_____

_____

"El poder creativo de la palabra hablada"

Analicemos:

- *¿Está es realmente la vida que quiero?*

_____

_____

_____

_____

_____

_____

"El poder creativo de la palabra hablada"

Analicemos:

- *¿Cómo puedo cambiar y mejorar mi vida?*

_____

_____

_____

_____

_____

"El poder creativo de la palabra hablada"

Analicemos:

- *¿Cómo puedo tomar el control de mi vida?*

_____

_____

_____

_____

_____

_____

"El poder creativo de la palabra hablada"

Analicemos:

• *¿Estoy harto de mi trabajo, situación económica o mis relaciones?*

_____

_____

_____

_____

_____

"El poder creativo de la palabra hablada"

Analicemos:

• *¿Cuáles son las metas y objetivos de mi vida?*

_____

_____

_____

_____

_____

_____

"El poder creativo de la palabra hablada"

Analicemos:

- *¿Tengo metas y objetivos? ¿Cuáles?*

_____

_____

_____

_____

_____

"El poder creativo de la palabra hablada"

Analicemos:

- *¿Qué estoy haciendo para mejorar y cambiar mi situación?*

_____

_____

_____

_____

_____

_____

"El poder creativo de la palabra hablada"

Analicemos:

- *¿Dónde me veo en 1 año?*

_____

_____

_____

_____

_____

"El poder creativo de la palabra hablada"

Analicemos:

- *¿Y en 2 años?, ¿y en 3 años?, ¿y en 5 años?*

_____

_____

_____

_____

_____

_____

"El poder creativo de la palabra hablada"

Analicemos:

* *¿Qué estoy haciendo para mejorar y cambiar mi vida?*

_____

_____

_____

_____

_____

"El poder creativo de la palabra hablada"

Analicemos:

* *¿Mi vida va a mejor, a peor o simplemente está estancada?*

_____

_____

_____

_____

_____

_____

"El poder creativo de la palabra hablada"

Analicemos:

* *¿Veo un futuro diferente o voy a seguir "viviendo así" el resto de mi vida?*

_____

_____

_____

_____

_____

_____

El uso de tu lenguaje si lo haces de forma inconsciente serás víctima de las consecuencias de tus palabras; escasamente te sucederá en la vida lo que deseas.

Si tú llegas a la toma conciencia de tus palabras, lenguaje y comportamiento haciéndolo de manera consciente podrás hacerte cargo de tu propio destino.

"Tú eres el único responsable de hacer tu propio destino"

Explicaré en breve
8 pasos que afectan tu vida

Este es un código de información que consta de ocho pasos instalados de forma inconsciente que trabajan interconectados para construir nuestro propio destino.

1.- PALABRAS.

Tu primer paso se inicia en tu boca, las palabras son el principio de la creación, creamos el destino a partir de las palabras, **"dime cómo hablas y te diré qué piensas y sabré quién eres".**

La fe mueve montañas y tus palabras mueven voluntades, piensa en la fuerza de tus palabras y lo que hay dentro de cada palabra que sale por tu boca.

Tus palabras llevan la energía de tus estructuras conocidas y de tus aprendizajes, en ellas hay todo un universo de mensajes que llevan un destinatario.

2.- IDEAS O PROGRAMAS MENTALES.

Estos programas están íntimamente ligados a tu mente subconsciente, la cual toma esas palabras que recibe permanentemente y construye con ellas ideas, sistemas de creencias, programas mentales, paradigmas, etc.

En el hemisferio derecho, ahí está tu mente subconsciente.

El propósito de tu mente subconsciente es tomar las palabras que recibe permanentemente y construir con ellas: ideas, sistemas de creencias, programas mentales, paradigmas, todas son sinónimas, hoy se dice: **programación neurolingüística.**

Y en nuestros libros de TRANS-FORMA-ACCIÓN los encontramos dentro en el DISEÑO HUMANO EN LA INGENIERÍA DE LA CONDUCTA (ESTRUCTURA DE LA VIDA), ARQUITECTURA DEL COMPORTAMIENTO (NEURO MODELAJE), son las bases de cómo son nuestra conducta, comportamiento y Neuro plasticidad.

3.- PENSAMIENTO.

Ante cualquier estímulo estos programas de la mente subconsciente envían a tu mente consciente ubicada en el hemisferio izquierdo, las imágenes y sonidos de esos programas mentales y esos son los pensamientos.

Cada pensamiento está conectado a una fina red de circuitos neuronales y emociones de la base de datos de cada persona.

CLAVES NEUROLINGÜÍSTICAS DEL PENSAMIENTO

¿QUÉ ES LA NEUROLINGÜÍSTICA?

Es la ciencia que estudia la combinación de la bioquímica neuronal con la estructura del Pensamiento y el Lenguaje.

Programación Neurolingüística PNL.

(Ciencia)

- **Psicología del Pensamiento (Inconsciente, Consciente):**

    + **Procesos Neurológicos y Sensoriales.**

    + **Medio de Comunicación Humana.**

(Técnica)

- **Secuencia de Pensamientos y Conductas:**

    + **Procesos Neurológicos y Sensoriales.**

    + **Medio de Comunicación Humana.**

PRINCIPIOS BÁSICOS DE LA PNL.

Aprender a desaprender los Programas tóxicos, frenadores y que obstruyen o adormecen tu evolución.

- **De mi estilo de pensamiento dependen mis experiencias en mi vida.**

- **No tengo defectos, estamos todos en proceso de desarrollo, constante.**

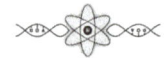

- Si desarrollas el Sistema Nervioso en armonía (las conexiones nerviosas o dendritas, aumentan su velocidad sináptica y por lo tanto hay buena evolución cerebral y armonía interior).

- Yo soy capaz de avanzar.

- Tengo derecho a programar mi propio y adecuado Proyecto de Vida.

VÍA DEL DISPARO EMOCIONAL DEL PENSAMIENTO A LA ZONA NEUROBIOLÓGICA

Pensamiento→ Emociones→ Sentimiento→ Activación de Campos Neuronales → Generación de Sustancias (Endorfinas, Adrenalina, Mixtalina (que es un disparador de respuestas neuronal).

Pensamiento es la suma de información y programación aprendida, que al ser impresionado activa **LAS EMOCIONES**, cuando sucede un fenómeno que impacta a la persona o al medio ambiente se crean los **SENTIMIENTOS**, esto hace que se activen descargas del sistema nervioso, impulsos de reflejos preestablecidos por información y hábitos arraigados en el subconsciente.

Cada acción de reflejos del sistema nervioso es capaz de activar **ENDORFINAS, ADRENALINA Y MIXTALINA.**

Siendo todo un circuito desde el **PENSAMIENTO HASTA LA RESPUESTA NEURONAL.**

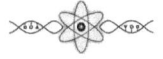

VÍA DE ACCIÓN DEL PENSAMIENTO A LA ACCIÓN DEL LENGUAJE

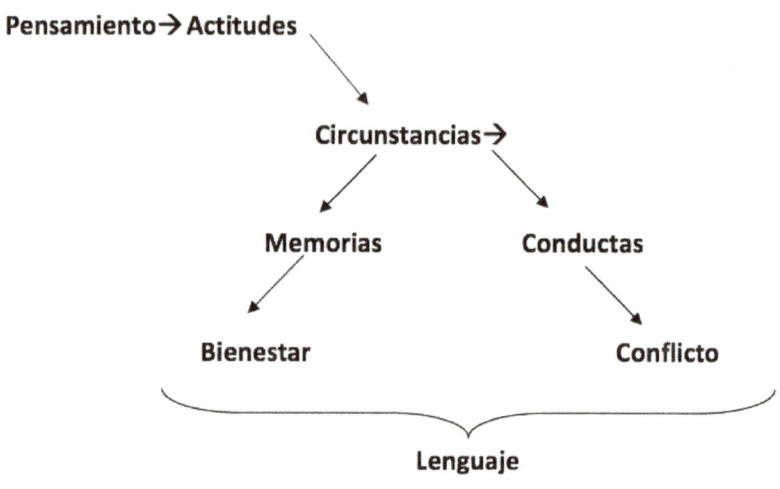

Pensamiento → Actitudes

Circunstancias →

Memorias

Conductas

Bienestar

Conflicto

Lenguaje

(Gestual, escrito, oral, etc.)

Tú piensas en imágenes, tú piensas en sonidos

Tus pensamientos apoyados en el aprendizaje de tus memorias forman lo que es **TU FILOSOFÍA PERSONAL.**

Este un tema muy importante, porque se trata de hablar de nosotros mismos, de cómo realmente somos, es decir: **Tu filosofía:**

TU MANERA DE ACTUAR.

TUS ACTOS.

TU MANERA DE PROCEDER.

TUS GESTOS.

TUS PREFERENCIAS.

TUS MARCOS DE REFERENCIA.

TU FORMA DE PROCEDER.

TU EQUIPO FAVORITO.

TU RELIGIÓN.

TU GRUPO MUSICAL, ETC.

El pueblo de Dios estuvo 40 años dando vueltas en el desierto, guiados por una filosofía.

¿Cuántas veces dejamos de ser lo que realmente venimos a ser y las experiencias que nos podrían haber sucedido, gracias a una filosofía? No existe nada bueno ni malo, simplemente es la ubicación de nuestra mentalidad la que nos ha dejado como tierra fértil de una "Filosofía".

Esto es lo que ha desarrollado tus conductas y estereotipos o exageraciones en tu manera de actuar, **¿cuántas veces no eres tú el que da las respuestas, sino el programa que llevas dentro?**

La repetición de palabras forma en la mente subconsciente ideas, creencias, programas mentales, paradigmas, que ante un estímulo proyectan en la mente consciente pensamientos.

Los pensamientos son las imágenes acompañados de sonidos que dan origen a los programas mentales.

"Nadie puede pensar o sentir por ti mismo"

Los pensamientos son producto de una construcción, no son elaborados al azar, no son cosas que caen, que se improvisan, son el resultado de una cantidad específica de acciones neurológicas y emocionales.

Tú has construido tus pensamientos a partir de un fuerte impacto emocional con el que utilizas tus palabras.

¿Cómo desarrollar una filosofía personal poderosa?

"Aprendiendo cómo saber utilizar los recursos de tu pensamiento, la forma de organizarlo y utilizarlo de forma práctica en tus experiencias"

"SOMOS LO QUE PENSAMOS..."

Saber diferenciar de manera correcta la Información:

Darle a la mente:

Información correcta → decisiones correctas.

Darle a la mente:

Información Incorrecta → decisiones equivocadas.

"Las malas decisiones nos alejan de nuestras metas"

4.- SENTIMIENTOS.

Un sentimiento para mí es como acariciar a una piel dulce y delicada como la de un bebé, una caricia a una mascota, puede ser un gato, un perro, o el objeto de tu preferencia que te despierte memorias de inspiración, como podrían ser los olores, la música, algún atardecer o la delicadeza de algún espacio, algunas imágenes, olores y sensaciones, eso es mi hallazgo de lo que es el sentimiento.

Un gran sentimiento es tan noble como nuestro primer amor, nuestra primera caricia, nuestro primer suspiro, nuestra primera lágrima.

Un sentimiento es tan marcado como la primera vez que…

Primera vez que amaste.

Primera vez que besaste.

Primera caricia que despertó tus más íntimos deseos.

Tu primera despedida.

Tu primer reconocimiento.

Tu primera Unión con tu vida espiritual.

Piensa en… **¿De qué más te acuerdas, que te lleve a abrir el baúl de los recuerdos?**

¿Qué sensación te produce?

¿Cuántos momentos has vivido hasta ahora?

Solo sé decirte:

Que mientras existamos recordaremos, sabremos el valor de la **TRANSFORMACIÓN** y como eternos viajeros del tiempo podremos amar nuestros sentimientos y la madurez del proceso será nuestra corona de sabiduría al futuro. Esto es para mí el concepto del sentimiento, en el siguiente volumen te explicaré cómo logré resultados a través de procesos de transformación.

Un poco más del Sentimiento que es para mí un tema del que haría varios libros.

Los sentimientos son producto de la suma de pensamientos y así es como los pensamientos generan **sentimientos**.

Detrás de cada sentimiento hay mucha información y recuerdos que se activan en cuanto aparece el motivo que generó ese recuerdo.

Hay diversos tipos de sentimientos en nuestra escala emocional, así tenemos, por ejemplo:

Pensamientos cargados de un fuerte sentimiento que nos dan fuerza y energía.

Yo Soy...

Yo Puedo...

Yo Tengo...

Yo Quiero...

Apoyándose de:

Alegría.

Conocimiento.

Poder personal.

Libertad.

Amor.

Entusiasmo.

Pasión.

Afán.

Felicidad.

Solo dependen de TI, así que:

Piénsalo, repítelo y mantente hasta sentirlo.

Otro tipo de sentimiento que hay saber mantener:

Tipo de sentimientos que dependen del medio en el que nos rodeamos:

Esperanza.

Ilusiones.

Expectativas positivas.

Satisfacción.

La barrera Psicológica de los sentimientos:

El buscar soluciones fuera de nosotros, es creer que las cosas o la vida no es lo que deseamos, nos causa esta serie de sentimientos.

Preocupación.

Duda.

Aburrimiento.

Dejadez.

Abandono.

Frustración.

Decepción.

Impotencia.

Irritabilidad.

Impaciencia.

Los Peores sentimientos que cualquier ser humano pueden mantener, y ser la causa de muchas situaciones que nos impiden ser felices.

La Culpa.

La Envidia.

La Rivalidad.

El Odio.

Los Celos.

La Rabia.

La Venganza.

La Tristeza.

La Desesperación.

La Depresión.

Los sentimientos ocultos que son directamente responsables de malestares de orden mental que aparecen en la clínica como enfermedades "Raras".

No hay forma de que tú te sientas bien teniendo pensamientos negativos.

No hay forma que te sientas mal cuando hay en tu mente consciente pensamientos positivos.

Pensamientos de cierta calidad generan Sentimientos de calidad y producen resultados espléndidos.

¡Tu VIDA se desarrolla según lo que SIENTES!

Cambia tus sentimientos y tu mundo también cambiará.

Realiza el siguiente ejercicio...

Asunto:

Escoge un asunto sobre el cual estás preocupado. Selecciona primero un asunto sencillo.

Describe cómo te sientes sobre este asunto.

Anota varios pensamientos.

Luego anota el sentimiento que concuerde con cada expresión.

Punto de emoción ACTUAL:

¿Cuál es tu emoción dominante en relación con este asunto?

Escoge una emoción de la Escala de emociones que describa lo que SIENTES.

Este es tu punto de emoción.

Partiendo desde tu punto de emoción, todos tus pensamientos te brindan alivio u oposición en relación con lo que deseas.

Anota varios pensamientos que te brinden un mejor sentimiento, ascendiendo por la Escala de emociones.

Por ejemplo, al subir desde el sentimiento de Impotencia porque no te salen las cosas como esperas, llegas a la Rabia y desencadenas Ira contenida, entonces debes cambiar, respira hondo y enfócate en la siguiente línea de pensamiento: "Estoy en paz y a partir de ahora todo está bien y yo lo sé".

Los pensamientos tienen el poder magnético de atraer pensamientos similares.

Para cualquier tema, solo tienes acceso a los pensamientos que están cerca de tu punto de emoción.

Cuando intentes cambiar tu punto de emoción, asegúrate de realizar pequeños cambios en cada ocasión.

Por ejemplo, pasar de la frustración a la gratitud por la experiencia que estás teniendo.

Los cambios pequeños te permiten obtener alivio más fácilmente.

Ahora escribe la emoción de cada pensamiento mejorado.

En este ejercicio tenemos un pensamiento de SENTIR y este nos hace SENTIR alivio con respecto a la oposición.

Si el pensamiento te hace sentir lo mismo o una emoción se siente peor, entonces no estás yendo en la dirección correcta.

Punto de emoción NUEVO:

Si te sientes aliviado es porque has alcanzado un nuevo punto de emoción para el asunto a tratar.

Escoge algún tipo de emoción de tu Escala Emocional que describa mejor como te gustaría sentirte AHORA.

Si sientes: tristeza, escoge música que te produzca alegría.

Si sientes: rabia, ocúpate de reflexionar el motivo que te desvía de tu paz mental y valora lo que es realmente importante, empieza por caminar y observar la naturaleza, para sacar una enseñanza de ahí.

Felicítate a ti mismo por haber mostrado la habilidad de controlar cómo te sientes.

¿Qué es lo más importante de la forma en la que te sientes?

Con la práctica serás capaz de acceder a cualquier emoción de la Escala Emocional.

NO intentes resolver el asunto.

Sin embargo, el hecho de que te sientas mejor y que ya no pienses tan seguido en el asunto acelerará una modificación en el mismo, la cual finalmente lo hará desaparecer.

PRACTICA, PRACTICA y PRACTICA nuevamente la sustitución de pensamientos antiguos por otros nuevos y tu vida mejorará cada día más.

Fuente: tomando la información del libro "Pide y se te dará" de Esther y Jerry Hicks.

PENSAMIENTO → SENTIMIENTO → COMPORATAMIENTO

5.- ACTITUDES.

Como ya se ha dicho la programación mental es el resultado de los pensamientos animados por los sentimientos que generan actitudes, conductas y comportamientos.

Este es el momento en el que debemos valorar la actitud con la que hacemos las cosas.

Actitud: la forma con la que hago las cosas.

Aptitud: la capacidad que tengo para hacer las cosas y que se puede convertir en actitud ganadora si se le da la suficiente información y se la educa para el cambio.

La actitud es un reforzador cerebral en la arquitectura de la conducta, dentro de ella se encuentra mucha información encubierta del inconsciente.

El reflejo de nuestros actos está en el **lenguaje corporal**, fiel espejo de nuestro comportamiento y actitud ante la vida.

Ante una actitud negativa es bueno que te preguntes: ¿por qué? A fin de que el motivo de tu comportamiento lo tengas claro.

Recuerdo cuando era niño, me tocaba limpiar las escaleras de la casa todos los lunes, miércoles y viernes, si cumplía con mi obligación tenía el premio de tener más horas para jugar.

Una mañana que no estaba en mi mejor día, sentía que podía hacer el trabajo de los tres días en un solo momento, decidí con enfado en vez de limpiar a conciencia escalón por escalón, hacerlo de "golpe", lo que hice fue arrojar una cubeta de agua y así al caer de golpe pensé que se limpiaría de una sola vez, "pero" …

¿Cuál fue mi sorpresa?

Que al mojar todas las escaleras de todos modos tenía que limpiar una por una y además de irlas secando, "vaya aprendizaje", en vez de hacerlo de forma ordenada, pretendía hacerlo de manera diferente, así que aprendí que, sin conciencia correcta en una acción, hagas lo que hagas no tiene valor. Solo tuve que hacerlo con el mismo orden, pero con otra actitud.

Mi lección fue haber perdido una mañana de jugar e ir a mi entrenamiento de futbol.

Mi lección de la actitud fue que siempre se puede hacer todo, con deseo de colaboración, haciendo la parte que me toca con gusto.

En los trabajos de equipo y crecimiento, he visto el impacto de la **actitud**, todo se pone en marcha, los objetivos, el plan, la meta, y sin embargo, ¿por qué no se cumplen los planteamientos?

Simplemente porque hay un desequilibrio mental llamado **"Mala Actitud"**.

Los pensamientos son disparos de la mente subconsciente animados por los sentimientos que generan **la conducta, la actitud y el comportamiento.**

Vamos a aprender diversos tipos de actitud sobre los que nuestra vida está mantenida y es causa de muchas situaciones dolorosas.

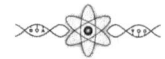

> ## "No es por mala suerte que no avanzamos, sino por la mala actitud"

Valoremos diversos tipos de Actitud e intentemos identificar alguna de ellas para sanarlas.

Actitud de estar Alterado:

Son como la rueda de la fortuna y sus relaciones con los demás son difíciles, a la mínima alzan la voz, como si fueran un "petardo (cohetón)", sin saber por qué hablan como loros y se quieren salir con la suya.

¿Por qué?

Es muy emocional.

Cambia y se frustra fácilmente.

Agrede verbal o físicamente.

No controla sus emociones.

Genera rechazo y es marginado.

Actitud del Perfeccionista:

Esta persona está al acecho del mínimo error de los demás, la mayoría de las veces está inconforme excusándose en la palabra calidad como origen de su comportamiento.

Se cree superior.

Lo sabe todo

No hay nadie que pueda hacerlo mejor que él.

Quiere que las cosas salgan como a él o ella le gustan.

No acepta correcciones.

Critica constantemente a los demás.

Actitud del Resistente:

Es la persona que evita tener cambios, siente que cómo está

haciendo las cosas así está bien, oponiéndose y contagiando a los demás con su desempeño y productividad.

Se resiste al CAMBIO.

Nada le parece bueno.

Está acomodado.

Sabe hacer las cosas de una manera y no le gusta hacerlo de forma diferente.

Se opone a cualquier situación nueva.

Vive en el pasado y se está quedando obsoleto.

Utiliza como excusa la frase "Ese no es mi trabajo".

Esta persona se limita a ejecutar las actividades que le encomendaron, no sabe trabajar en equipo.

No hace ningún esfuerzo extra.

"A mí no me pagan por hacer otra cosa, que por la que fui contratado".

No se esfuerza por dar más de sí mismo.

Se resiste si se le pide colaboración.

Muchas experiencias me ha tocado vivir, en los servicios médicos, donde dan muchas vueltas para atender a los pacientes en los centros de servicios de salud pública, y este rumor lo he escuchado, porque todos se tiran la pelota mientras los pacientes están con su dolor esperando ser atendidos.

Actitud del Esparcidor de Rumores (Chismoso):

Esta persona se encarga de esparcir el chisme, es una persona constante con esta actitud, enfatizando lo negativo y teniendo el descuido de no ser prudente.

Está al tanto de cualquier cosa que sucede en el trabajo o con las personas. Levanta rumores o chismes sin fundamento, le encanta "chismorrear."

No comprueba si lo que dice es verdad o falsedad.

Es un excelente comunicador de cosas negativas.

Actitud del no comprometido:

Esta persona realiza sus actividades a la medida de su misma importancia, no responde comprometidamente ni con actitud de entusiasmo.

Les hecha a los demás sus errores.

No asume responsabilidades.

Evade cualquier oportunidad en la que tenga que ser responsable de algo. No se encuentra identificado con la Empresa, ni con la Visión, Misión y Valores.

No se ha puesto la camiseta del Equipo.

Actitud del Pesimista:

Esta persona se encarga de pensar que sus actividades se harán por si solas o simplemente tiene un punto de vista siempre negativo haciendo que sus compañeros se contagien de la mala actitud y falta de compromiso.

Tiene una actitud negativa ante todo lo que sucede.

Ve siempre lo malo, está encontrando excusas por lo que no es posible hacer las cosas.

Es parte del problema y no de la solución.

Cree que cualquier cosa que se haga, no va a resultar o fracasará. Se enfoca únicamente en lo que es negativo.

Muchas de estas conductas de actitud alterada las puedo detectar observando los comportamientos. Como bien sabéis mi trabajo de médico lo realizo con máquinas de física cuántica en donde valoro las diferentes alteraciones o **"ETIQUETAS"** de las enfermedades y cómo alteran la salud. Esto me ha llevado a ver en el paciente no a la nube dolorosa, sino actuar a fondo, es decir, al comportamiento bioeléctrico.

Será por eso las personas, medio ambiente y sus juicios, que se llega al diagnóstico o cómo se puede corregir por medios naturales.

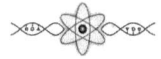

Soy consciente de que la construcción de nuestra vida cuánticamente es diseñada por varios elementos que, sumados, dan como resultado **la conducta, la actitud, el comportamiento** y son productos de los pensamientos animados por los sentimientos.

¿Cómo corregir las actitudes mentales?

Por supuesto que he trabajado en mi piel mis actitudes y he asistido a diversos cursos de procesos de cambio, en donde he aprendido de mis conductas negativas y sus resultados. Por eso que mi deseo es mostrarte lo que he aprendido deseando que te sirva para avanzar como a mí en su momento.

En todo proceso de cambio personal o de trabajo en equipo, esto lo he aprendido en mis últimos diez años de estar valorando conductas y comportamientos de diversos equipos en una gran compañía, en dónde he dado servicio de desarrollo personal en diversos países, entre ellos México y España.

El factor común a alcanzar es desarrollar un *"genuino deseo de cambio"* **y de ahí en adelante las cosas se van produciendo, más y mejor cada día. La toma de conciencia es vital.**

Aprendamos a construir un mejor futuro:

La repetición de nuestras **palabras** forma en nuestra mente subconsciente ideas, creencias, programas mentales, paradigmas, que ante un estímulo proyectan en la mente consciente pensamientos.

Reconocer el Problema: esto es el inicio de un buen proceso de solución para generar cambios en las actitudes o conductas erróneas.

Asumir la responsabilidad de cada uno de los miembros del equipo, de la actividad y productividad que se está elaborando, esto es vital para ayudar a diagnosticar si hay un problema de actitud.

Enfocarse es tener la mente y el corazón en la conducta de la persona y demostrar el impacto del proyecto del buen trabajo en equipo.

Solución de Objeciones: Escoger la forma de responder a lo que sucede.

Reconocer las causas ocultas de una situación y poner soluciones, de forma discreta y personal, en caso de no ser posible buscar un testigo de apoyo y de la mejor forma posible y educada solucionar las diferencias.

Armonía en los conflictos de metas personales y del equipo, que la gente note el aroma mental del trabajo personal y que todos tengan el deseo de pertenecer a tu grupo.

Reemplazar las viejas reacciones con nuevas que sean positivas, agradeciendo el aprendizaje del pasado.

Aplicar la nueva conducta sin crítica, eso es actitud de progreso.

Dar seguimiento a la situación es decir marcar tu propio calendario de acciones y crear un impulso hacia las metas deseadas.

Monitorear las actitudes positivas y reconocer cada momento que tú eres el que hace el bien, que estás sembrando semillas de éxito.

Modelar el comportamiento, ¿cómo te verás con el resultado deseado?, y mantenerse firme, paso a paso hasta que se logre.

Responsabilizarte de tu actitud se requiere tener un alto valor de las cosas que haces y el motivo por el que las estás haciendo de cierta manera.

Dar ayuda a tu equipo y a los miembros que veas en conflicto, sin esperar nada de recompensa, solo apoyar y callar, apreciar el cambio y permitir que cada elemento tome su lugar.

Reconocer las causas ocultas y tomar acciones adecuadas que le den un verdadero valor a las actitudes nuevas para así poder dejar los viejos patrones ocultos.

Discreción es la llave del éxito y armonía en la vida personal y trabajo en equipo, se logra mucho hablando con la persona en privado.

Ser positivo, confía en tu equipo y en el apoyo responsable de los miembros, confiando que todos colaborarán, porque tu estás

dando lo mejor de ti y eres correcto en tu pensar, sentir y actuar como persona y como trabajador en equipo.

¿Cómo sanar las actitudes erróneas y poder lograr objetivos?

MIS BASES IDÓNEAS PARA LOGRAR UNA CORRECTA ACTITUD

EL TRABAJAR EN VALORES

Sin valores es imposible hacer algo en la vida, las actitudes están hechas de valores aprendidos, la clave está en diferenciar las cosas por sus resultados.

A continuación, te muestro mi código de trabajo:

HONESTIDAD: nadie puede engañarse a sí mismo.

- Estar a tiempo para cumplir con responsabilidad en una cita.
- Hablar bien de las cualidades de los demás.
- Actuar siempre apoyando a todos en las diversas tareas del equipo o de la familia.

RESPETO, PUNTUALIDAD: las personas son testigos de que doy mis charlas el tiempo convenido ni más ni menos por respeto, me salgo desencantado cuando los ponentes se sobrepasan del tiempo adecuado, porque su ego es más grande que su presentación.

No por más tiempo una conferencia es mejor, está neurológicamente establecido que el cerebro está preparado para soportar los primeros 40 minutos de charla, lo demás es tiempo perdido innecesariamente, entiendo el valor de muchas enseñanzas y también lo se valorar.

Muchas veces el cerebro aguanta lo que puede soportar su espalda o su vejiga.

Actitud coherente: "siempre es lo que ven que haces y no lo que dices, lo que crea un verdadero impacto".

Para ser cercano con las personas es importante:

- **Actuar correctamente:**

DOCILIDAD: por fuera y firmeza por dentro.

- Escuchando a todas las personas ante cualquier circunstancia, observando, aportando decisiones, si es necesario con el respeto y con una buena reflexión que haga consciencia de razonamiento.

INTEGRIDAD, PRUDENCIA

1. PROACTIVIDAD = ACCIÓN.

Proactividad implica iniciativa, acción, creatividad, empoderamiento del individuo, para saber guiar y conducir a la persona o al equipo.

Decisión y capacidad para saber actuar frente al estímulo.

- **ACTITUD CONDUCTUAL:** es una actitud en la que el sujeto asume el pleno control de su conducta vital de modo activo, lo que implica la toma de iniciativa en el desarrollo de acciones creativas y audaces para generar mejoras. Es la capacidad de las personas para subordinar los impulsos a los valores.

Aprendiendo el Neuromodelaje sabiendo que el futuro depende de los pensamientos que crean las imágenes de "tu marca personal" y estos deben desarrollar programas mentales.

2. PROACTIVIDAD = EFICACIA.

Gracias a la proactividad no somos esclavos de las acciones que sobre nosotros se efectúan, sino libres ejecutores de nuestra conducta, y sin perder nuestros valores.

La Proactividad bien enfocada debe estar basada en saber utilizar Los pensamientos que generan sentimientos; y para desarrollar un buen trabajo de equipo es bueno el saber aplicar los **pensamientos** animados por los **sentimientos** que generan **conductas, actitudes y comportamientos.**

El concepto de proactividad se ha puesto de moda en el ámbito

de la dirección de empresas e instituciones que esperan que sus dirigentes sean eficaces, que construyan su futuro de forma proactiva, el precio de la eficacia no entendida genera **estrés innecesario.**

La eficacia en el ambiente proactivo es sinónimo de hacer números, sin desarrollar la maestría de la eficiencia.

3.-PROACTIVIDAD=EFICIENCIA.

CUANDO SABES HACER LAS COSAS Y ERES CAPAZ DE ENSEÑARLAS, HAS DESARROLLADO UN AMPLIO SENTIDO DE EFICACIA.

TUS RESULTADOS SIEMPRE HABLAN POR TI.

> ## "¿QUÉ PREFIERES SER EFICAZ O EFICIENTE?"

6.- HÁBITOS.

La repetición de estas conductas o estas actitudes forman hábitos.

La repetición de las conductas nos lleva a la creación de **hábitos.**

Las conductas repetidas forman hábitos. Todos somos esclavos de nuestros buenos o malos hábitos.

Todos los seres humanos vivimos en función de nuestros hábitos.

Existen algunas corrientes de opinión que defienden la tesis sobre el cambio de hábitos, diciendo que es "fácil".

En mi experiencia al controlar 38 kilos de obesidad y haciendo cambios en mi alimentación con ejercicio, y suplementación nutricional me han mostrado por experiencia que el esfuerzo constante y la disciplina crean los nuevos hábitos, que siempre dan resultados.

Mis desajustes metabólicos me han enseñado que los alimentos que elegimos, lo que ahorramos o gastamos en comida, cómo nos comunicamos, el ejercicio que hacemos, cómo organizamos nuestro trabajo y cada una de las elecciones que hacemos a diario son la consecuencia de decisiones meditadas, que deberíamos valorar si queremos cambiar.

Aprendí mi lección de que son los hábitos los que ejercen un tremendo impacto en nuestra salud, productividad, seguridad, autoestima y felicidad.

Y parece inevitable preguntarse:

¿Podemos cambiar los hábitos?

La respuesta es sí.

Basándose en infinidad de investigaciones y entrevistas llevadas a cabo tanto en el ámbito académico como en el empresarial, el periodista de investigación **Charles Duhigg (Premio Pulitzer) hizo un gran trabajo sobre "El Poder de los Hábitos"** (Editorial Urano).

En su análisis se preguntó a qué podía deberse el irresistible impulso que le llevaba a comerse una galleta de chocolate hacia las tres de la tarde, pese a haber almorzado al mediodía y, teóricamente, no tener hambre.

Él resolvió el misterio de la galleta y también algunos otros (como el modo en que algunas empresas predicen y manipulan los **hábitos** de los consumidores), hasta el punto de entrar en las listas norteamericanas reservadas para los superventas.

El proceso de hacer hábitos de acuerdo con esta teoría es de tres pasos:

1. **La Señal:** es un detonante que da la información al cerebro, para poner el piloto en automático.

2. **La Rutina:** que puede ser física, mental o emocional.

3. **La Recompensa:** para ayudar a nuestro cerebro a decidir.

Estos tres pasos son los que forman un ciclo interminable en la toma de decisiones.

Tal vez por eso, la teoría que maneja Duhigg es que para cambiar de hábitos hay que entender su mecánica de funcionamiento

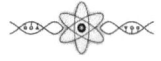

y ser consciente de que un 40% de las **decisiones** que toma una persona a lo largo del día no son meditadas, sino simples rutinas que el cerebro repite de forma inconsciente desde hace meses o años.

Por ejemplo, a Duhigg le costó algo de tiempo entender que no era el hambre lo que intentaba satisfacer con la galleta de chocolate, sino la necesidad de hacer una pausa en el trabajo, por lo que solo pudo dejar atrás este hábito cuando decidió concederse otro premio: dedicar esos minutos a conversar con amigos.

Sin embargo, ahora algunos autores comienzan a señalar que hay **"fuerzas invisibles"** en el cerebro (por utilizar la terminología que emplea James Atlas en un artículo de opinión publicado en el *Times* neoyorquino en mayo del 2012) que nos dominan, determinando nuestra manera de pensar y de actuar, y limitando el **libre albedrío**.

"Una vez traspasamos la puerta de este extraño mundo neuronal conocido como cerebro, descubrimos, por decirlo claramente, que no tenemos ni idea de lo que estamos haciendo", anota Atlas en este artículo titulado "The amigdala made me do it" (la amígdala me llevó a hacerlo).

Los hábitos, según los científicos, surgen porque el cerebro siempre busca el modo de ahorrar energía, por lo que su tendencia natural es convertir casi cualquier situación ya vivida en una **rutina**.

El problema es que el cerebro no diferencia entre los buenos y los malos hábitos.

"Los hábitos no son el destino". Así, señala Duhigg en la página 40 de su libro, "una vez que hemos desarrollado la rutina de sentarnos en el sillón, en vez de salir a correr, o la de comer cada vez que vemos una caja de donuts, esos patrones permanecerán en nuestra conducta".

Los hábitos son tan poderosos que consiguen que el cerebro se aferre a ellos y excluya todo lo demás, incluido el sentido común, pues de otra forma no se entiende que tantas personas tropiecen una y otra vez en la misma piedra.

En la actualidad, investigadores de diversas universidades

norteamericanas (caso de Duke, Harvard, UCLA, Yale y Princeton, entre otras), así como científicos que trabajan para empresas como Starbucks, Google o McDonald's, están intentando comprender la **neurología** y la **psicología** de los hábitos, por qué surgen y cómo se pueden cambiar.

Una de esas personas es **Francisco Mora, doctor en Neurociencias** por la Universidad de Oxford y catedrático de Fisiología Molecular y Biofísica de la facultad de Medicina de la Universidad de Lowa (EE.UU.), donde se encuentra ahora mismo, cuando son las diez de la mañana del sábado 21 de julio, debido a su conocido *hábito* de trabajar, sea laborable o festivo.

"**Cambiar de hábitos** es enormemente complicado", contesta Mora, que es autor de más de 400 trabajos científicos en el campo de la neurobiología y que ha abordado este asunto en dos de sus últimos libros: S*e puede retrasar el envejecimiento del cerebro (2011) y ¿Está el cerebro diseñado para la felicidad?* (2012), ambos en Alianza Editorial.

Algunos ejemplos de la toma de hábitos y sus soluciones; por ejemplo: un rasgo que comparten algunas personas que han sido capaces de cambiar de hábitos es haber estado en alguna experiencia muy cerca de la muerte.

Otra investigación es:

"Hay un estudio realizado con mujeres y hombres de alrededor de cincuenta años –explica el neurobiólogo– que demuestra que quienes sufren un infarto de miocardio viven más tiempo que los que no.

¿Por qué ocurre esto?

Porque, "quienes le ven las orejas al lobo deciden cambiar de hábitos al instante, a diferencia de lo que suelen hacer las personas normales", señala el Doctor Francisco Mora dando a entender que para revertir un hábito hace falta **"una bofetada"**, dice, o un impacto que genere una **motivación** muy fuerte.

La búsqueda del placer guía el comportamiento de cualquier ser vivo, "incluso de los organismos unicelulares", precisa.

"El cerebro toma **decisiones** de forma inconsciente después de grabar durante muchos años lo que a cada persona le procura placer".

El secreto es saber elegir bien los placeres (pues la vida humana es básicamente eso, una búsqueda consciente o inconsciente de placeres físicos, mentales o emocionales…), y tener claro que es más fácil adquirir malos hábitos (por ejemplo, tirarse en el sillón después de trabajar y encender la televisión) que buenos hábitos (estudiar un idioma).

Otro ejemplo de conexión con los hábitos es el mostrado por Antoni Gual, médico psiquiatra y jefe de la unidad de alcohología y adicciones en el Hospital Clínic de Barcelona, tiene su opinión al respecto después de escuchar a multitud de personas que quieren dejar la bebida y de comprobar que deben hacerlo –por poner un símil futbolístico–, en un ambiente muy adverso, prácticamente como si jugaran en campo contrario.

De entrada, el diagnóstico del doctor Gual coincide con el de Mora: "Cambiar de hábitos es lo contrario de sencillo".

En estos casos siempre hay una parte que parece más fácil, que es la de decir **"esto no lo haré más"**, y otra más compleja.

Por ejemplo, abandonar la bebida casi siempre implica dejar de frecuentar ciertos lugares, apartarse de algunos amigos y cambiar una **forma cotidiana** de funcionar".

Y en mi experiencia el uso exagerado de las mismas palabras, como por ejemplo repetir y repetir lo mismo, andar predicando **"lo que no se es"**, (soy un alcohólico, cuando era bebedor, etc.), lejos de sanar se convierten en un reforzador negativo.

¿Por qué?

Sencillamente porque tenemos circuitos de memoria celular, memoria corporal y solo nuestro subconsciente está al acecho para volver a aparecer, y así volver a presentar los síntomas hasta que se re-incorporan las situaciones negativas, como en el caso de las personas que empiezan un régimen alimenticio y muy pocos llegan a la meta solo un 60-70% como mucho, debido a la memoria corporal y la falta de voluntad para cambiar el hábito de las comidas, inventando el rebote, o las dietas "YO-YO" es decir, el subir y bajar de peso.

"Solo cuando te das cuenta –explica Gual– de que un hábito colisiona con tus valores, encuentras fuerzas para posicionarte contra él. Pero un cambio es también una **inversión**: haces el esfuerzo hoy para obtener un rendimiento mañana. Y para eso es importante tener *socios* (familiares, amigos, personas que han pasado por el mismo problema), en lugar de hacer la guerra en solitario", aconseja.

Pep Marí trabaja en el Centro de Alto Rendimiento de Sant Cugat (CAR), donde ejerce de jefe del departamento de Psicología del Deporte y donde imparte cursos a empresas e instituciones públicas sobre cómo cambiar los hábitos de una **organización**, así como asesora a deportistas de primer nivel para que cambien algunas viejas rutinas y consigan sus objetivos.

"Me gustaría dar casos concretos porque sustituyen a la teoría", comienza diciendo. A partir de ahí, Marí detalla la historia de una jugadora de la selección española a la que apodaban "la madre Teresa de Calcuta", por su conocido hábito de estar más pendiente de sus compañeras de equipo que de ella misma.

Por este motivo, no evolucionaba, así que la entrenadora y el **psicólogo** le persuadieron para que diera un paso al frente y explotara su talento individual, ya que de no ser así se verían en la obligación de prescindir de sus servicios.

Marí también se refiere al problema de un niño que tenía el mal hábito de escupir. "¿Qué tienen en común estos casos?", se pregunta. "Lo primero es que para revertir un hábito la persona ha de sentir una necesidad imperiosa, es decir, ha de necesitar el cambio más que el pan que se come", aprecia Marí en la misma línea que apuntaba el neurólogo Francisco Mora.

"La segunda cosa es contar con la **ayuda** de otras personas, pues cuando se intenta solo es mucho más difícil, por no decir

imposible. La última cosa imprescindible es tener tiempo. Cambiar una vieja costumbre requiere un proceso en el que puedes acortar los plazos, pero no saltártelos", enfatiza Marí tras hacer hincapié en la máxima de que recaer no es fracasar, sino que es un paso que forma parte del camino.

"La gente cuando tiene una recaída está fatal, piensa que no va a poder, que ha fracasado, que no ha valido la pena. Pero las recaídas –recuerda Marí– son inevitables, así que la cuestión es saber levantarse. Por ser positivo, diría que vendrían a ser como si un profesor le dijera a un alumno que todavía necesita aprender más cosas. La recaída lo único que indica es que hace falta más tiempo. Es saber, simplemente, que todavía no estás, que no te engañes, que no tienes el hábito adquirido, pero que estás en el camino y que con un poco más de esfuerzo y de tiempo lo conseguirás", explica.

A renglón seguido, Marí comenta una técnica para dejar de morderse las uñas, consistente en introducir unas canicas en el bolsillo izquierdo y en pasar una bola de cristal al bolsillo derecho cada vez que un dedo aterriza en la boca y en recontarlas al final del día, anotando la frecuencia del hábito (para tomar conciencia del problema y de su evolución), los escenarios del *delito* (por ejemplo, estando sentado, medio aburrido, frente a la pantalla del televisor o del ordenador) y la cadena conductual (en el anterior ejemplo, tocándose la cara, rascándose la barbilla y, finalmente, mordiéndose la uña).

"Para cambiar un hábito por otro –concluye este psicólogo– siempre hay tres **fases**:

1. La fase de los errores, que consiste en equivocarse y en aprender.

2. La fase de los esfuerzos, cuando llega un día en que de tanto fallar aprendes a concentrarte y a hacer las cosas de otra manera, y

3. La fase de los automatismos, donde lo ensayado se convierte en hábito".

Marta Garaulet, catedrática de Fisiología de la Nutrición en la Universidad de Murcia tiene un trabajo muy parecido al de Pep

Marí o al de Antoni Gual, solo que en lugar de ayudar a algunas personas a dejar el alcohol o a que rindan más en el terreno deportivo, se encarga de que adelgacen y de que coman mejor, razón por la que ahora mismo está en Boston (EE.UU.), donde lleva tres meses estudiando cómo aplicar la nutrigenómica (la ciencia que investiga las interacciones entre el genoma y los nutrientes) al **tratamiento** de la obesidad.

Su primer comentario es ya sabido: solo entre el 4% y el 10% de los que intentan cambiar de **hábitos alimentarios** lo consiguen finalmente, aunque Garaulet recalca que gracias a técnicas muy novedosas que aplica en sus centros de nutrición ha conseguido elevar ese porcentaje hasta el 60%.

"No sirve de nada diseñar una dieta perfecta porque nadie la sigue", avisa. "En cambio –dice– las cosas pequeñas, concretas, alcanzables y a corto plazo posibilitan grandes cambios en el futuro".

"Al final –prosigue Garaulet– cada cual ha de aplicar **técnicas individuales** que le funcionen", señala, para remarcar que no hay una receta universal para cambiar un mal hábito.

"Un método que funciona es visualizarse desde fuera y pensar que no se está predestinado a un hábito en concreto, sino que se puede cambiar", añade después de un breve apunte antropológico: para los norteamericanos no hay nada más normal que cambiar "de religión, de partido político, de sexo, de marido… de cualquier cosa", a diferencia de lo que sucede en Europa, "donde muchas personas tienden a pensar que cambiar algo es tan imposible que ni se lo plantean".

Así las cosas, es más que probable que adelgazar no sea ni rápido ni fácil (como sí prometen algunas dietas fraudulentas) y que cambiar de hábitos tampoco lo sea.

Y también es posible que las supuestas **fuerzas invisibles** que impiden a algunas personas cambiar de hábitos, no sean más que una excusa autocomplaciente para no tener que recorrer un camino, casi siempre bastante largo y empinado, pero muy diferente a un callejón sin salida…

Neurólogos y psicólogos desvelan las claves de por qué nos cuesta tanto (en parte porque nuestro cerebro va por libre) y qué hay que hacer para lograrlo.

¿Qué podemos hacer?

Reconocer nuestros hábitos.

Desear cambiar.

Tomar acción, es decir, saber el motivo por que se desea cambiar con información que active a la conciencia dentro de un marco lógico de referencia, por ejemplo, si yo mido 1,64mts no puedo pretender llegar a 1,70mts.

La mente funciona desde un marco de referencia coherente, y lo puedo comentar por experiencia, porque he logrado regularme y pasar de 118 kilos a 82 kilos haciendo cambio de hábitos en el comportamiento nutricional, suplementación nutrimental y ejercicio moderado, esto hizo que mis constante vitales y edad biológica se ajustaran, aún deseo controlar otros 8 kilos y voy paso por paso, sabiendo el camino que recorrí para lograr mis objetivos.

Efectuando neuromodelaje y ajustes en mis decisiones de elección en comidas, emociones y sentimientos.

Revisando las imágenes de cómo me veía con mi obesidad y cómo me siento ahora, en salud, en energía y lo más importante las buenas sensaciones cuando la gente me dice "Qué bien te ves", esto sí que aumenta mi autoestima, animándome a seguir conservando mis buenos hábitos.

Como ya hemos dicho, para cambiar un hábito por otro siempre hay tres **fases**:

1. **La fase de los errores,** que consiste en equivocarse y en aprender.

2. **La fase de los esfuerzos,** cuando llega un día en que de tanto fallar aprendes a concentrarte y a hacer las cosas de otra manera.

3. **La fase de los automatismos,** donde lo ensayado se convierte en hábito.

El resultado es un ensayo apasionante, amenizado con ejemplos de la vida real, que demuestra cómo la adopción de un único hábito clave puede transformar radicalmente nuestra vida personal, corporativa y social.

"Somos criaturas de hábitos y decisiones, por lo tanto, debes valorar tus pensamientos habituales que te llevan a tomar malas decisiones"

Pasaremos a la 7 fase de los cambios en el diseño del lenguaje y cómo afecta a nuestro destino

7.- CARÁCTER.

El conjunto de todos tus hábitos forma tu carácter.

¿Cómo se produce el carácter?

Por un conjunto de rasgos, cualidades o circunstancias que indican tu propia naturaleza, es también el resultado de haber alcanzado el desarrollo y que tu propia manera de pensar y actuar, sea como la de una persona o un grupo de personas, por los que te distingues de los demás.

El carácter produce como resultado la Personalidad o el Temperamento de acuerdo con mi filosofía de **TRANS-FORMA-ACCIÓN**, todo procede de la unión mente, cuerpo, cerebro y corazón.

El carácter siempre es un resultado de procesos neurobiológicos y emocionales.

Es importante aclarar que no es lo mismo carácter que **temperamento.** (Ingeniería de la conducta y Arquitectura del comportamiento), este último reúne los **aspectos biológicos (Neuro-diseño Humano)** del carácter y está vinculado con el proceso fisiológico y aquellos factores genéticos que colaboran significativamente en las conductas sociales de los individuos.

El carácter es la suma de aspectos psicológicos que se moldean con la educación, el trabajo de la voluntad y los hábitos y permiten una reacción del individuo frente a las experiencias.

Es importante señalar que el carácter está íntimamente ligado al temperamento y que actúa como consecuencia de él en la mayoría de las personas.

Para la creación del carácter son necesarios tres componentes:

4. **la emotividad**, es la repercusión emocional del individuo frente a los sucesos.

5. **La actividad,** es la inclinación del individuo a responder a un determinado estímulo.

6. **La resonancia, (respuesta frente a los sucesos).**

Tipos de Carácter.

Carácter nervioso: son aquellas personas que cambian constantemente sus intereses, se entusiasman fácilmente con cosas nuevas, pero nada consigue atraerlos lo suficiente.

No tienen orden ni disciplina en su vida.

Suelen ser de voluntad débil, sociables y cariñosos.

Carácter apático: viven encerradas en sí mismas, son melancólicas, testarudas y perezosas.

Les gusta la rutina y se muestran indiferentes frente a lo que las rodea.

Son apáticas y poco interesadas en realizar cosas nuevas.

Carácter sentimental: son muy sensibles y pesimistas.

Prefieren aislarse y se desmoralizan rápidamente.

Suelen ser rencorosos, inseguros e indecisos.

Por otro lado, tienen problemas para adaptarse a cosas nuevas.

Carácter colérico: viven ocupadas, son atrevidas y se mueven por impulsos e improvisación.

Son extrovertidas, pero en cuanto se presenta algún problema, salen huyendo. Se tensionan fácilmente.

Carácter apasionado: tienen una gran memoria e imaginación y una capacidad innata para el trabajo.

Suelen abocarse por las causas perdidas y les interesa aprender, son sumamente metódicos en esta tarea.

Carácter amorfo: suelen ser perezosas, poco originales y despilfarradoras. No les gusta prevenir, son impuntuales y nada las entusiasma.

En lo que respecta al campo de la **biología**, se denomina carácter a cada **rasgo** que se aprovecha para realizar descripciones de los organismos.

Los caracteres, dicen los expertos, pueden ser de raíz **morfológica**, de tipo **anatómico**, o bien ser una consecuencia de procesos **bioquímicos, fisiológicos, genéticos, geográficos o generacionales.**

Por otra parte, los caracteres pueden ser abordados con una perspectiva **cualitativa o cuantitativa.**

Se dice que la **transformación evolutiva** de una especie sucede cuando un carácter es reemplazado por otro. Así, un conjunto de caracteres está basado en las etapas consecutivas de su evolución.

Esta serie no necesariamente es lineal, ya que en ocasiones el carácter de un ancestro se ha expandido por diversos caminos a medida que sus descendientes evolucionaban.

En mi experiencia puedo decir que este término hace referencia a la **individualización de los componentes y experiencias** de un todo, de modo que pueda ser integrado el mismo de forma detallada y de ese modo, ser comprendido en su sentido más auténtico.

Cuando observas a alguna persona, no solo estás ante ella, sino ante un todo integrado, en mi aprendizaje cuántico sistémico cada individuo es como un reloj y su **carácter está integrado en su cara**, sus facciones y conducta que son las huellas del tiempo y su información aprendida inconscientemente.

El mejor ejemplo del carácter está en ver un **reloj para saber**

la hora, no tienes que desarmar su caja para conocer la hora y su funcionamiento; simplemente ves las manecillas y sabes el horario, lo mismo sucede con la carátula que te dice su verdad respecto a la hora, así es como sucede con el carácter y sus rasgos que siempre te demuestran los rasgos del interior de cada persona.

Generalmente al utilizar el concepto carácter nos referimos a una cualidad innata de la persona o elemento que estamos analizando, es algo que está integrado en su propia estructura y sin el cual no podría haber desarrollado su sello propio.

Tu carácter es la suma de tus hábitos.

Si tus hábitos son correctos, tu carácter es positivo.

Si tus hábitos son equivocados, tu carácter es negativo.

Hablaremos más de cómo se forman los rasgos de conducta y comportamiento en el siguiente volumen de la saga **TRANS-FORMA-ACCIÓN** en donde hablaremos del camino de las virtudes al alma.

<u>**Ahora veamos el último paso desde el lenguaje
hasta la creación de tu destino**</u>

8.- DESTINO.

Tus palabras son decretos y órdenes al universo que por frecuencia de su repetición han generado un campo de energía bioenergética, un poderoso terreno en donde se está sembrando tu futuro, al no ser consciente de la fuerza de tu mensaje te dañas y dañas a todo lo que rodea, solo por el mal uso de tu mensaje al universo.

Analicemos la calidad del mensaje de nuestras palabras y su contenido para darnos cuenta genuinamente de nuestro destino.

Proceso cuántico del uso de la palabra al destino:

Al usar tus palabras en forma positiva, podrás ver como tus ideas empezarán a ser positivas, y si esto te hace tomar conciencia de ellas, tus pensamientos serán positivos, logrando una atmosfera más armónica. Esto te llevará a mantener tus pensamientos positivos, evitando tener un juicio errado o una crítica mal sana, aunque no sea tu intención.

Cuando logres mantener tus sentimientos correctos, vivirás con menos estrés y de manera natural tus actitudes serán también positivas.

Cuando mantienes constantemente la repetición de tus actitudes positivas lograrás hábitos positivos, así podrás tener un comportamiento de buenas sensaciones logrando de esta manera un carácter positivo. Solo de esta manera habrás obtenido un carácter positivo y por lo tanto tendrás un destino de prosperidad.

Atención al cuidado del uso de tus palabras y la forma en que las estás utilizando, ellas están cargadas de información y energía en dirección a tu destino.

TRABAJANDO UN MEJOR DESTINO:

Es como si envías una carta que contiene un remitente (TÚ) y tu destino (FELICIDAD).

Revisa la forma en la que hablas y cambia tu forma de hablar, empieza a hacerlo de forma asertiva, empieza a hablar de lo que quieres, en lugar de hablar de lo que no quieres. (Recuerda el reloj dándote su hora).

_____

_____

_____

_____

Habla en forma positiva.

Grábate en una llamada telefónica, ¿cuáles son las frases que más utilizas, los comentarios que más frecuentas?

Analízate y anótalo:

_____

_____

_____

_____

_____

_____

Diseñemos un programa para hacer un cambio a través de afirmaciones. Crea un listado de afirmaciones positivas y repítetelas en voz alta mínimo 30 segundos por afirmación durante 45 días, verás el gran cambio en tu actitud mental.

_____

_____

_____

_____

_____

Ejemplo de afirmaciones:

Yo soy ganador.

Yo soy fuerte y capaz.

Yo soy seguro y valiente.

Yo soy feliz.

Yo me amo a mí mismo.

Yo me acepto con mi mejor autoestima.

Yo soy vencedor.

Yo sí puedo.

Todo es posible en mi vida.

"En la forma que sea tu carácter será tu destino"

"Cambia la tendencia de tus pensamientos. Saca de tu mente todos los hábitos de pensamiento negativo. Transfórmate con hábitos sanos, valientes, utilizando correctos hábitos de pensamiento, y al aplicarlos en la vida diaria obtendrás una confianza inquebrantable"

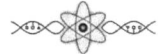

"Pocos son aquellos que miran con sus propios ojos y sienten con su propio corazón"

Albert Einstein

Capítulo 8

REALIZACIÓN

TU "YO" CUÁNTICO
¡CONSTRÚYELO!

El pensamiento constructor del "YO" cuántico

Mi deseo es mostrarte el potencial de tu pensamiento que siendo tan sutil, invisible y vibrante puede ocasionar, tormentas y tsunamis como el aleteo de una mariposa, es por ello que debes conocerlo y tomar consciencia para construir tu destino sabiendo usar correctamente tu pensamiento.

Si cambiamos nuestros deseos y nuestro comportamiento, cambiamos nuestro futuro beneficiándonos así de todos los potenciales que estabilizarán nuestro mundo.

Llegamos al momento de saber precisar nuestro propósito de vida y de definirnos claramente en vivir, no como espectadores de nuestras experiencias sino como protagonistas de todo el bien que deseamos, pensamos y sentimos.

"Los Pensamientos son cosas por lo tanto las cosas son el pensamiento cuántico unificado"

El proceso cuántico comienza con una idea y su ciclo entre un sentimiento, y termina con la voluntad de actuar.

Tus ideas están grabadas en el subconsciente, están allí por el impacto emocional impreso por sentimientos con los que se identifica tu energía, emoción y sentimiento, creando de esta manera tus experiencias.

Es importante educar a tu idea que abrigas dentro, o a tu ego, que habla y hace muchas cosas sin sentir, solo es importante controlar tus pensamientos llenos de sentimientos ajenos al resultado que deseas, por eso cuando llegan a mi terapia y me dicen:

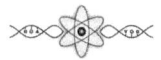

"¿Qué hago para corregir ese error en mi forma de pensar?"

Mi consejo, es decirle al paciente, tengo la solución y que, puesto que tú has hecho el problema o la situación, tienes todos los recursos para corregirlos, analizarlos y transformarlos, aún más que esto te enseñará a limpiar definitivamente los circuitos de memoria que te tienen allí en dónde estás.

Comienza por oírte o mejor dicho aprende a escucharte y sabrás tus diálogos o motivos que te tienen atado a hábitos equivocados.

Si no sabes escucharte escribe el problema con tus propias palabras, por ejemplo, cuando dices: "No tengo dinero", escríbelo y ve que sientes, ¿Ya?, …

¿Qué pasaría si vuelves a escribir con plena conciencia?

Recordando un momento feliz que fue cuando compraste tu primer dulce e invitaste a tus amigos a disfrutar de unas ricas golosinas con tu primer dinero, fruto de habértelo ganado por haber hecho un trabajo en casa o haber ayudado en las labores de algún adulto, como ayudarle a limpiar su casa, ir a tirar su basura y te pagaron por esa labor.

¿Cómo te sientes?

O si dices soy maltratado por mi pareja, entonces, llega el momento del cambio, escribe el mal trato para ti **¿qué es y cómo lo describes?**

Anota como sería el trato que deseas recibir y analiza la emoción que sientes al hacer ese cambio, descríbela para ti.

Muchos más ejemplos de estos, he visto cómo los cambios de pensamiento, sentimiento y energía se dan solo por hacer los cambios y ajustar la frecuencia al uso correcto de palabras y sus sensaciones, porque "NO ESTÁS DESTINADO, SOLO ESTÁS CONDICIONADO POR TU INCONSCIENTE, GRACIAS A GRABACIONES IMPRESAS EN TU SUBCONSCIENTE POR LA INFORMACIÓN DEL GRAN IMPACTO EMOCIONAL CON EL QUE VIVES".

Recuerda que eres una criatura de hábitos de pensamiento, activando sentimientos acciones y resultados, la clave del pensamiento está en el sentimiento, porque:

"PRIMERO TÚ HACES CON TUS PENSAMIENTOS HABITUALES TUS SENTIMIENTOS, DESPUÉS TUS SENTIMIENTOS HABITUALES TE HACEN A TI"

No pienses demasiado en tu imperfección o en la de otros. Al hacerlo estás imprimiendo al subconsciente estas limitaciones.

Lo que no quieras que te hagan o las cosas que te suceden, no sientas que están destinadas a ti, deja de "**tomarte las cosas a lo personal**".

Ley para tener una vida completamente plena y feliz:

Cada sentimiento hace una impresión en el subconsciente a menos que sea contrarrestado por un sentimiento más poderoso de una naturaleza opuesta, debe ser expresado y sentido con una fuerza superior al momento de sentir ese dolor o ira contenida.

De dos fuerzas en tu pensamiento hay una que domina y es la que se expresa, si no quieres vivir una experiencia negativa, no sigas nutriendo más lo negativo o el dolor.

Soy sano, es un sentimiento más fuerte que seré sano, sentir seré es confesar que no lo soy y decretar *YO SOY* es más fuerte que decretar no soy.

Lo que sientes que eres siempre domina lo que sientes que te gustaría ser; la sensación precede a la manifestación, esta es la ley.

Sé cuidadoso con tus estados de ánimo, con tus sentimientos y con la fuerza de tus palabras, porque hay una conexión irrompible entre tus sentimientos y las experiencias de tu vida. Tu cuerpo solo es el filtro emocional que es un testigo, un espejo y un gran filtro emocional que soporta y expresa las marcas inconfundibles de tus estados emocionales a los que vives entregado.

Tus estados de ánimo arraigados en el subconsciente no se preocupan de la verdad o falsedad del tu sentimiento, solo están para exhibir las conclusiones que mantienes en el sentir.

El subconsciente es la matriz de la creación, en él están tus más íntimos deseos, esperando ser expresados por la fuerza de tus sentimientos. Todos los cambios de expresión son atraídos

a través del cambio de sentimiento, es por esta razón que un **"cambio de sentimiento es un cambio en tu destino".**

Cuando no obtienes tus deseos, no es por castigo, simplemente es porque cuánticamente no se han dado los elementos o las circunstancias para obtener lo que deseas.

Y ¿cuáles son esas circunstancias?

Cuánticamente no hay tiempo ni espacio, solo que debes saber acceder a este punto, a través de usar correctamente los siguientes pasos:

Saber lo que son las dimensiones y si estás actuando de acuerdo con estas.

Entender cómo estás vibrando.

Vivir de acuerdo a tu *"Quantum"*, es decir, sentir tu deseo ya concedido, eso es la quinta dimensión o lugar de la fe verdadera de tu *"YO CUÁNTICO"*.

"No pasa nada hasta que algo se mueve"

Albert Einstein

La base cuántica del modelo está constituida por tres partes:

ENERGÍA: es el disparo de salida para empezar cualquier proceso o fenómeno en la vida. Es por esto por lo que los sentimientos son el resultado de la energía en movimiento.

INFORMACIÓN: es la suma de los mecanismos internos y externos que sirven de guía y apoyo en cada proceso.

MENTE: la forma utilizada de la materia informatizada por la energía e información.

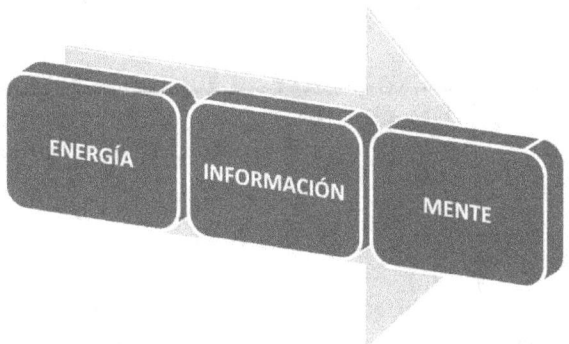

Empezaremos a conocer nuestro modelo cuántico del "YO"

Enfoque metódico de la **ENERGÍA** e **INFORMACIÓN** para pasar al plano **MENTAL** y se trata de unir lo lineal del proceso psico-neuro-biológico conectando lo sutil con su resultante material, si lo sabes aplicar tiene un resultado muy preciso y su evidencia es una demostración cuántica en el campo unificado. **Este es el momento cuando te vuelves un experto.**

A veces el esfuerzo que exige conocer básicamente la **dimensión, frecuencia e intensidad**, se te hará poco conocido porque estos términos no son frecuentes. Pero si persistes en ello, **poniéndole voluntad y energía**, con el tiempo gozarás de los resultados.

Analizaremos las cinco dimensiones más comunes para poder llegar del mundo físico al mundo mental.

Las tres primeras dimensiones son del plano material y las podemos conocer en forma geométrica:

PRIMERA DIMENSIÓN.

EL PUNTO: Imagina por un momento una tabla en blanco, si marcas en ella dos puntos y los unes habrás obtenido en una línea unidimensional, puesto que la primera dimensión consiste en una línea que une dos puntos.

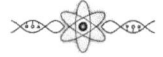

Punto.　　.Línea

La aplicación práctica para el estudiante del desarrollo personal es el **PUNTO DE ENFOQUE MENTAL**, a esto se refiere, ya que sin enfoque no llegas a una línea de decisión en tus procesos evolutivos.

SEGUNDA DIMENSIÓN.

Si se agregan varias líneas una al lado de otras, obtendremos un plano de dos dimensiones largo y ancho (amplitud y altura).

La aplicación práctica consiste en mantener el enfoque (Primera dimensión) tan amplio como nuestra información nos lo permita y tan elevado como sea nuestro conocimiento.

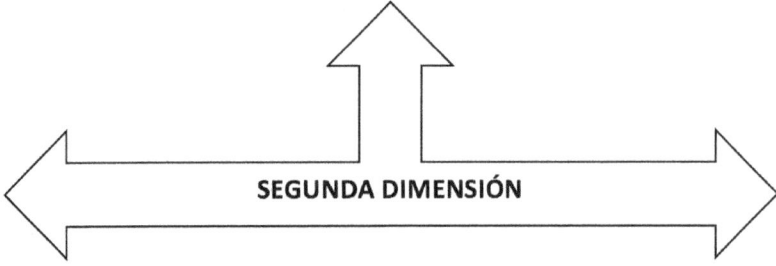

SEGUNDA DIMENSIÓN

TERCERA DIMENSIÓN.

Si al plano, agregamos otros planos uno arriba del otro, obtendremos un cubo tridimensional, puesto que la tercera dimensión consiste en un cubo.

La tercera dimensión es la dimensión física que contiene tres elementos: tiempo, espacio y materia. El mundo cúbico es la dimensión física que percibimos con los cinco sentidos, es decir, la vista, el oído, el tacto, el olfato y el gusto.

Aplicación práctica: es usar con coherencia nuestros sentidos para lograr nuestro objetivo.

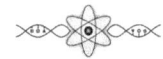

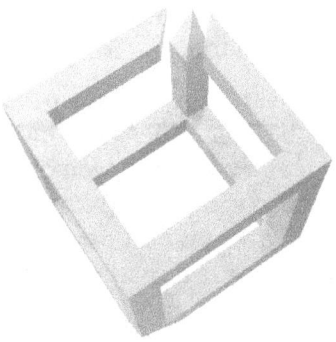

CUARTA DIMENSIÓN.

Albert Einstein en su célebre teoría de 1905 de la relatividad especial habló por primera vez del tiempo como una cuarta dimensión y como algo indispensable para ubicar un objeto en el espacio y en un momento determinado.

Si valorásemos el tiempo en la teoría de la relatividad nos daríamos cuenta de que es una dimensión espacial más, ya que fijado un punto del espacio-tiempo, este puede ser no alcanzable desde nuestra posición actual, hecho que difiere de la concepción usual de dimensión espacial.

Aunque inicialmente se interpretó el tiempo como una "dimensión" matemática necesaria para ubicar un evento u objeto, en la teoría de la relatividad general el tiempo es tratado como una dimensión geométrica más, aunque los objetos materiales no puedan seguir una trayectoria completamente arbitraria a lo largo del tiempo (como por ejemplo "dar la vuelta" y viajar al pasado).

La necesidad del tiempo dentro de la teoría de la relatividad existe por dos motivos:

En primer lugar, los objetos no solo se mueven a través del espacio, sino que también lo hacen a través del tiempo, es decir su coordenada temporal aumenta continuamente, por lo que hubo la necesidad de hablar del tiempo ligado al espacio como la cuarta dimensión o espacio-tiempo. Además, el ritmo de avance en la dimensión temporal depende del estado de movimiento del observador, produciéndose una dilatación temporal efectiva para

los observadores más rápidos en relación con el tiempo medido por un observador estacionario.

En segundo lugar, el carácter intrínseco del espacio-tiempo y su cuarta dimensionalidad requiere un modo conceptualmente diferente de tratar la geometría del universo, puesto que una cuarta dimensión implica un espacio plano (bidimensional) que se curva en la teoría de la relatividad **general por la acción de la gravedad de la materia, originándose la curvatura del espacio-tiempo.**

Finalmente cabe añadir que algunas teorías físicas como la teoría de Kaluza-Klein y la teoría de supercuerdas, en sus varias versiones, añaden a las tres dimensiones físicas espaciales entre 1 y 9 dimensiones espaciales adicionales, de tipo compacto; además de la dimensión temporal.

Aplicación Práctica.

En metafísica podremos decir que **la cuarta dimensión es la mente subconsciente** por su precisión en la evolución personal, con todas las características de la información anterior aplicada al universo cuántico.

La línea de acción Espacio-tiempo se activa a través del fenómeno de la distancia y va en función de la velocidad, de ahí la importancia del observador y lo observado en la cuarta dimensión. Y de aquí se toma la información del subconsciente colectivo.

Muchos deseos no se cumplen en tiempo y forma por desconocimiento del valor de la profundidad del tiempo, las personas tienen las cosas tan cerca o tan lejos en el tiempo-espacio, que lo alejan o lo acercan en función de la Velocidad.

En física todo trabajo se realiza en función de un triple código para conocer el por qué y cómo realizar las cosas. Estos tres elementos son: **LA VELOCIDAD, LA DISTANCIA Y EL TIEMPO,** en función de estos valores todo trabajo en física se realiza y en los aspectos de desarrollo personal.

QUINTA DIMENSIÓN.

En física, la quinta dimensión es una hipotética dimensión extra, más allá de las 3 dimensiones de espacio y una del tiempo.

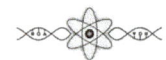

La dimensión de la fe se halla en esta dimensión.

Es, pues, la fe la certeza de lo que se espera, la convicción de lo que no se ve (Hebreos 11.1).

Lo infinitamente invisible de la fe, es un testigo del alma decidida a confiar y abandonar el temor, la duda e incredulidad, la certeza es el alma de la 5 dimensión.

Algunos científicos han especulado que el **gravitón**, que es una partícula que está asociada a los efectos de la fuerza de gravedad, puede salir a una quinta o más dimensiones, lo cual explicaría por qué la fuerza de gravedad es significativamente más débil que las otras fuerzas fundamentales.

La teoría Kaluza-Klein usa la quinta dimensión para unificar la gravedad con la **fuerza electromagnética**.

La teoría-M amplía esta idea y sugiere que el espacio-tiempo tiene 11 dimensiones, 7 de las cuales están debajo del nivel subatómico.

En 1993 el físico Gerardus't Hooft publicó el principio holográfico, que conjetura que la información de una dimensión extra es visible por el efecto lumínico de la matriz original y es como una curvatura del espacio tiempo con una dimensión menos.

Por ejemplo, los hologramas son imágenes de 3 dimensiones colocadas en una superficie de 2 dimensiones, lo que da a la imagen una curvatura cuando el observador se mueve.

Tu mente es un holograma cuántico que exhibe el reflejo de la matriz impresa del todo original.

Así que todo cuanto deseas está a tu alcance, solo es enfocar la luz suficiente sobre el holograma impreso del deseo de tu corazón.

Aplicación Práctica:

Para tener acceso a la **Quinta dimensión** debemos ir al mundo propiamente virtual en donde nuestro ordenador mental se fusiona con las impresiones del mundo sutil al mundo visible, amplificado siempre por **el supraconsciente personal**.

El modelaje de tu supraconsciente individual está centrado en

el campo electromagnético, y es amplificado en los trabajos de desarrollo personal, en donde se debe aprender a tener una sana relación con las demás dimensiones.

Nuestro trabajo es poder conectar correctamente a los dos órganos claves en todo proceso de la quinta dimensión, que es la correcta conexión de **CEREBRO Y CORAZÓN (Eléctrico y Magnético).**

El Cerebro es eléctrico.

Gracias a las conexiones de neuronas, neurotransmisores y sus efectos sobre la electricidad de los circuitos Neurológicos.

La Luz, el sonido y los olores, por ejemplo, son transformados por nuestros órganos sensoriales en un código hecho de la serie de impulsos eléctricos que viajan a lo largo de las neuronas del cuerpo al cerebro.

La Información sobre el inicio y la intensidad de un estímulo es enviada al cerebro por la sincronización y la frecuencia de estos impulsos eléctricos.

¿Cómo hace el cerebro para clasificar la información?

Hasta nuestros días es una incógnita ya que solo diversos tipos de neuronas en el cerebro están dedicadas de forma específica para responder a porciones específicas de la información.

El corazón es magnético.

Se ha descubierto que el corazón contiene un sistema nervioso independiente y bien desarrollado con más de 40.000 neuronas y una compleja y tupida red de neurotransmisores, proteínas y células de apoyo.

El corazón al ser un músculo liso tiene propiedades neuro-eléctricas propias, parece que el corazón puede tomar decisiones y pasar a la acción independientemente del cerebro; y que puede aprender, recordar o incluso percibir, contando con sus propios bio marcadores de impulsos.

Existen cuatro tipos de conexiones que parten del corazón y van hacia el cerebro de la cabeza.

Primera conexión.

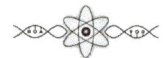

La comunicación neurológica mediante la transmisión de impulsos nerviosos:

El corazón envía más información al cerebro de la que recibe, es el único órgano del cuerpo con esa propiedad, y puede inhibir o activar determinadas partes del cerebro según las circunstancias.

¿El corazón puede influir en nuestra manera de pensar?

Las sensaciones que produce son en forma de intensas palpitaciones que alteran la respiración.

Puede influir en nuestra percepción de la realidad y por tanto en nuestras reacciones.

Es por esta razón que el clamor popular comenta:

"Tengo una corazonada", para decir que hay una emoción latente de un deseo que se puede lograr.

Segunda conexión.

La información bioquímica mediante hormonas y neurotransmisores:

Es en el corazón en donde se activan las hormonas capaces de producir la dilatación y la contracción de los vasos sanguíneos, asegurando de esta manera el equilibrio general del cuerpo conocido como la homeostasis.

Uno de sus efectos es inhibir la producción de la hormona del estrés y producir y liberar oxitocina, la que se conoce como hormona del amor.

Tercera conexión.

La comunicación biofísica mediante ondas de presión:

Parece ser que, a través del ritmo cardiaco y sus variaciones, el corazón envía mensajes al cerebro y al resto del cuerpo.

Cuarta comunicación.

La comunicación energética:

El campo electromagnético del corazón es el más potente de todos los órganos del cuerpo, 5.000 veces más intenso que el del

cerebro. Y se ha observado que cambia en función del estado emocional. Cuando tenemos miedo, frustración o estrés se vuelve caótico.

¿Cómo se coordinan las emociones positivas del corazón con el cerebro?

Como bien sabemos el campo magnético del corazón se extiende alrededor del cuerpo entre dos y cuatro metros, es decir, que todos los que nos rodean reciben la información energética contenida en nuestro corazón.

El circuito que va del cerebro al corazón es el primero en tratar la información que después pasa por el cerebro que posteriormente se almacena y se archiva.

¿A qué conclusiones nos lleva este conocimiento?

A la creación de un nuevo circuito y un paso más en la evolución humana.

Hay dos clases de variación de la frecuencia cardiaca:

Una es armoniosa, de ondas amplias y regulares y toma esa forma cuando la persona tiene emociones, pensamientos positivos, elevados y generosos.

La otra es desordenada, con ondas incoherentes.

¿Qué sucede cuando aparecen las emociones negativas?

Por ejemplo, el miedo, la ira o la desconfianza.

Las ondas cerebrales se sincronizan con estas variaciones del ritmo cardiaco; apareciendo los mareos, algunos tipos de dolor de cabeza, sensación de nauseas, palpitaciones, momentos de ceguera y bloqueo mental por la energía y la sangre que el corazón arrastra a la cabeza.

"La conclusión es que el amor del corazón no es una emoción, es un estado de conciencia inteligente"

Es de esta forma que el corazón inteligentemente vinculado con su propio sistema nervioso tiene reacciones en los centros

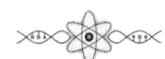

superiores de la cabeza, modificando la percepción y logrando circuitos completamente nuevos que interpretan la realidad sin apoyarse en experiencias pasadas.

Este nuevo circuito no pasa por las viejas memorias, su conocimiento es inmediato, instantáneo, y por ello, tiene una percepción exacta de la realidad.

"Parece ciencia ficción"

Sin embargo:

Está demostrado que cuando el ser humano utiliza el cerebro del corazón crea un estado de coherencia biológica, todo se armoniza y funciona correctamente, logrando así una inteligencia superior que se activa a través de las emociones positivas.

"Aunque parece que nadie lo utilice"

En realidad es un potencial no activado, pero empieza a estar accesible para un gran número de personas, que están siendo conscientes de sus procesos de cambio interno.

¿Y cómo puede activar ese circuito?

Cultivando las cualidades del corazón:

Escuchando la voz de tu alma.

Siendo completamente honestos.

Siendo responsables de la apertura hacia el prójimo.

Aprender a escuchar a los demás antes de hablar sin sentido.

La paciencia antes de tomar decisiones que pueden no tener marcha atrás.

La cooperación con todos.

La aceptación de las diferencias, equilibrándolo con las preferencias.

El valor para aceptar tus errores.

Es la práctica de pensamientos y emociones positivas.

La clave está en aprender a liberarse del espíritu de separación y

de los tres mecanismos primarios: **el miedo, el deseo y el ansia de dominio**, mecanismos que están anclados profundamente en el ser humano porque nos han servido para sobrevivir millones de años.

¿Y cómo nos libramos de los tres bloqueos primarios?

Si en verdad deseas progresar y evolucionar debes tomar la posición de testigo, aprende a observar tus pensamientos y emociones sin juzgarlos, y hazte consciente de la elección de las emociones que te pueden hacer sentir bien.

Es muy importante aprender a confiar en tu intuición y reconocer el verdadero origen con tus estados y reacciones emocionales, porque lo que está sucediendo no está teniendo su impacto emocional en el exterior, sino en tu interior.

-**Cultiva momentos de silencio, para tener auto escucha consciente.**

-**Contacta con la naturaleza, respirando aire fresco o la brisa del mar.**

-**Vive periodos de soledad y valorándote a ti mismo y a los demás.**

-**Meditación como una sana práctica que ayuda a limpiar memorias.**

-**Aprende a contemplar las situaciones, las personas, sin permitir que alteren tu paz.**

-**Atención, cuidado y vigilancia de tu entorno vibratorio, poniendo en orden tu exterior para corresponder con tu interior.**

-**Busca el trabajar en grupo, con gente que tenga los mismos valores que tú tienes y que sean grupos que aporten desarrollo armónico y positivo a tu vida.**

-**Vivir con sencillez es disfrutar de la simplicidad de las cosas que te permitan ver a las personas o a los ambientes rebuscados e incoherentes, sin que te afecten.**

Y mi mejor consejo cuando no sepas una respuesta, haz lo que hago yo:

"SIEMPRE LE PREGUNTO A MI CORAZÓN Y SIEMPRE ME RESPONDE"

"Cuando entiendes y ya sabes que sabes y demuestras cómo hacerlo, ya vas camino de la demostración al dominio"

EL DESPLAZAMIENTO DEL YO CUÁNTICO.

Cuánticamente necesitamos una atmósfera para evolucionar y esto sucede dentro de un espacio, sea material o sutil.

Mundo Físico: es el **ESTADO OBJETIVO MATERIAL**, en donde los 5 sentidos están en conexión con otros planos de conciencia.

Mundo de las formas al análisis: en donde las formas se analizan y se valoran, seleccionando la información aún sin concluir.

Mundo Mental: en donde el cerebro y la mente procesan lo conocido para usar conscientemente las elecciones entre emoción y sentimiento.

Mundo del Sentido: área de valoración de los procesos depurados o no, del sentido al alma apoyado en los valores profundamente arraigados en lo que llamamos **SUBCONSCIENTE (Cuarta dimensión).**

Mundo de la Conexión del Alma: es el mundo Cuántico, **(Quinta dimensión)** sin tiempo ni espacio, solo ampliamente conocido por la fe, experimentado por la ciencia como la incertidumbre o el vacío, dado su grado de complejidad. Está formado por el mundo científico con operaciones matemáticas complejas, del mundo de la incertidumbre a la certeza con la sencilla respuesta de un solo acto de aceptación y una profunda confianza en el abandono.

En el pasado los físicos dividieron el mundo en materia y pensamiento y más tarde, en materia y energía.

Todos los mundos están interconectados uno del otro, la aparente dualidad, mente y materia fue entendida como dos cosas distintas, pero no es así ya que todo es una realidad diferente de un mismo objeto visible con diferente escala de vibración, esta es mi experiencia pasando por los diversos planos de vibración. Según la cual la realidad está básicamente predeterminada por su escala vibracional.

Todas las experiencias en la vida están cuánticamente ligadas a tres aspectos:

Energía: el universo y su estado latente.

Vibración: en este terreno están las ondas de frecuencias, las ondas de luz y las ondas electromagnéticas.

Materia: el universo objetivo.

En estos tres aspectos radica el universo cuántico (Energía, Vibración y Materia).

En el mundo Cuántico o de quinta dimensión para tener resultados tenemos que precipitar la vibración a través de proceso mentales, y en el mundo científico a través de hacer operaciones que van del campo bio-eléctrico al de bio-frecuencias para corresponder.

Tu conexión Cuántica con tu realidad entre lo sutil y lo objetivo está en tu cerebro que es el órgano fundamental que participa en todo lo que haces, conectando con lo que piensas, lo que sientes, lo que realizas y lo bien que te llevas con los demás.

Es en la conexión correcta del cerebro y corazón que bien entendido logran la manifestación en tu mundo exterior, como tu personalidad, tu carácter, y la inteligencia suficiente para un ambiente armónico y por lo tanto eres el responsable de cada decisión que tomas.

"El éxito no se mide en comparación con lo que otros hacen. Se mide por lo que se hace con la habilidad que Dios te dio"

Zig Ziglar

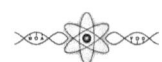

EL PENSAMIENTO DEL YO CUÁNTICO EN EL UNIVERSO Y EN EL SENTIDO ESPACIO.

Como ya he mencionado en el espacio de mi meditación, encuentro un universo de información y al entrar en contacto con mi mente se transforma en pensamientos, aun sin sentimientos ni juicio se encuentra mi mente como una hoja en blanco esperando la nueva información para imprimir las claves de los múltiples procesos cuánticos que vamos a explicar a continuación.

El ESPACIO ES MULTIDIMENSIONAL.

<u>Vivimos en multiversos, de los cuales nuestro pequeño universo es prácticamente una gota de agua en un océano, y sin embargo nosotros **somos las criaturas más importantes de esta creación**</u>.

El conocimiento es infinito, negar la multidimensionalidad del espacio equivale a negar el infinito.

Realmente es un hecho que la «Tridimensionalidad» del espacio es una propiedad de su reflexión en nuestra conciencia y de nuestra propia conciencia.

El Espacio depende de nuestro Sentido Espacial.

Debemos saber que existe un Sentido Espacial inferior al Sentido Espacial del hombre, superior al que usamos normalmente.

Cada cual ve el mundo de acuerdo con la categoría de su Sentido Espacial, esto significa claramente, que en nuestro ambiente y alrededor nuestro, pueden convivir seres que viven en distintos mundos de acuerdo con la categoría y precisión de la información que tenga su Sentido Espacial.

Concretemos estas explicaciones con algunos ejemplos:

1. El caracol ve el mundo con una sola dimensión porque él es «Unidimensional».

   El caracol es guiado por la brújula «placer-dolor» y trata siempre de alcanzar el borde de la hoja sobre la que deliciosamente descansa, e instintivamente se aleja de la hoja muerta.

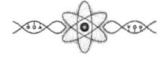

Todos los movimientos del caracol se procesan en una sola línea, yendo de lo desagradable a lo agradable; fuera de esa sola línea nada existe para el caracol; esa línea es todo su mundo; el mundo es para el caracol una sola línea.

2. Otros animales tales como el perro, el gato, el caballo, el elefante, etc., ven el Mundo en dos dimensiones porque ellos son animales «Bidimensionales».

   Ven el mundo como una superficie, como un plano, todo lo que no se encuentre en ese plano lo perciben distorsionado.

3. El animal hombre Normal ve el mundo con tres dimensiones porque él es «Tridimensional».

   El animal hombre que marcha velozmente en un coche percibe árboles que se mueven, casas que vienen y se van, etc., pero como es persona normal tridimensional, corrige sus propias percepciones por medio de su mente.

4. Los Hombres Conscientes, es decir, los «Seres», ven el mundo con cuatro, cinco, seis dimensiones, porque ellos han desarrollado extraordinariamente el Sentido Espacial.

Así podemos aprender que:

– La conciencia tiene sistemas para desarrollar el Sentido Espacial.

– Toda persona que desarrolle su conciencia desarrollará el Sentido espacial.

Es cierto que el razonamiento tridimensional está ya anticuado y no nos sirve para la nueva era Espiral que en estos momentos se está iniciando.

LA EVOLUCIÓN DE LA CONSCIENCIA Y LA RELACIÓN CON LOS TRES CEREBROS

Cerebros o computadores biológicos que nos mantienen en un intercambio de información.

1.- Existen, como hemos dicho, criaturas unidimensionales, de una sola dimensión:

Un Caracol, por ejemplo, que solo dura unas cuantas horas de verano, tiene un solo cerebro:

El MOTOR-INSTINTIVO-SEXUAL.

2.-Existen criaturas bidimensionales, es decir, que poseen dos/ tres cerebros: Tales criaturas son los animales superiores: el caballo, el elefante, el perro, el gato, etc.

Primer cerebro: EL MOTOR-INSTINTIVO-SEXUAL.

Segundo cerebro: EL EMOCIONAL.

Tercer cerebro: EL INTELECTUAL limitado a la información y conocimiento aprendido.

3.- Existen también criaturas que tienen tres cerebros:

Obviamente, tales especies adquieren formaciones superiores. Incuestionablemente, me refiero al "Persona Normal".

EL MOTOR-INSTINTIVO-SEXUAL: ES SU CEREBRO REPTILIANO.

EL EMOCIONAL: ES EL CEREBRO LÍMBICO.

EL INTELECTUAL: ES EL CEREBRO RACIONAL.

Hay una diferencia o un espacio muy grande entre la "persona normal" dispuesta y capaz a corregir sus sensaciones y percepciones, y la criatura bidimensional. Un caballo, por ejemplo, o un burro, o un león, que no pueden corregir sus sensaciones y percepciones; eso es obvio…

4.- Los Hombres que han desarrollado un mayor estado de **Consciencia**, se dieron cuenta que muchos de nosotros estamos limitados por una **Matrix** que contiene:

- **Ego.**
- **Karma.**
- **Miedos.**

y también se dieron cuenta que tenían:

- **Inconsciente.**

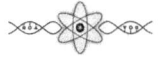

– Subconsciente

– Consiente.

– Dializador mental o inconsciente sin información de referencia.

– Sueños de revelaciones y despertamientos Inter dimensionales o "Astrales".

– Y que tenían una dependencia por el Dinero.

– Y que su Genética había sido Manipulada, ahora solo tenían 2 hebras en su ADN.

– Y que además hubo un Hacker Mental, que les implantó un virus mental, en forma de "Sistemas de Creencias", Religiones, o sistemas espirituales, con los cuales se manipulaba la mente, para que no se despertara la Conciencia.

Y que todo lo anterior, **ha sido** un gran Obstáculo en el desarrollo de su Ser.

Así ha vivido aproximadamente 12.000 años.

No podía subir sus niveles de energía, siempre fue sometido a sus dependencias y su esclavitud psicológica.

Generación tras generación, siempre su estado psicológico fue el mismo sometido por la MATRIX.

Ahora identificamos el problema y sabemos que hubo un Hackeador quien fabricó la Matrix.

Y sabemos cuáles fueron sus propósitos, y sabemos también sus debilidades.

Sabemos que todas las personas en cuanto nacen, traen incorporada la Matrix Divina, solo que por ignorancia viven en contra del **"Plan Divino Universal"**.

Cada persona tiene una Matrix adecuada a su etapa y grado de desarrollo.

La Matrix es una sustancia para estar ajustada a la nueva frecuencia, cuya estructura es hierro de otro nivel de dimensión, (Fe 4D, de 8 núcleos externos, estructura cúbica de cara centrada,

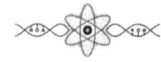

con 26 electrones, 26 neutrones y 26 protones).

La cual fue sobrepuesta a nuestra estructura de Carbono de 6 núcleos externos.

La nuestra es una estructura carbono C 12, con 6 electrones, 6 neutrones y 6 protones, una estructura abierta, similar a una triple cuerda.

Sabemos ahora:

¿Qué debemos de trabajar para realizar la limpieza de las Plasmaciones en el núcleo para desarmar la Matrix?

Debemos desaprender a ser esclavos de nuestras creencias y hábitos que nos manipulan para no evolucionar.

¿Sabemos cómo desarticular la Matrix?

Sí, podemos desarticular todo bloqueo que nos limita, haciendo cada uno el trabajo de ser completamente honestos con nuestra idea de Dios, de la Vida y sobre todo Respetuosos con Nosotros mismos.

¿Sabemos qué El poder está en nuestra Alma?

– **El núcleo es nuestro templo interior radicado en el corazón.**

– **Todos somos uno porque procedemos de la primera fuente original.**

– **Sabemos que nuestra indestructible fuerza radica en ser conscientes de nuestra Responsabilidad, de nuestra Toma de conciencia individual, porque nadie puede pensar, sentir o actuar por nosotros mismos y que nuestra genuina libertad es utilizar nuestro pensamiento correcto porque es lo único que destruye el engaño del Matrix.**

– **Finalmente descubriremos que no importa como sea, ni de que se trate el Matrix.**

– **Porque el Matrix está diseñado para ayudarnos, nunca para destruirnos, ya que al hacerlo, a sí mismo se autodestruiría.**

El desdoblamiento del tiempo

Para alguien que no conoce del tema cuántico, le diré que en el tiempo se encuentra el valor de muchas cosas.

Hay dos refranes de mis padres

"EL TIEMPO ES DINERO" decía mi padre, así que no desperdicies tu vida o te lamentarás.

"EL TIEMPO PERDIDO LO LLORAN LOS ÁNGELES" me aconsejaba mi madre, mostrándome la importancia del estudio y el aprovechamiento de cada momento de mi vida, dándome las bases de la espiritualidad y el valor de mi conexión con mi vida interior.

Si vivimos en un espacio-tiempo estamos haciendo algo lineal, ¿se puede doblar, desdoblar o por qué hablar del desdoblamiento del tiempo?

El desdoblamiento del tiempo es una realidad y lo que debemos entender es cómo separar la verdad desde la lógica deductiva, con una pregunta y una respuesta que interactúan cíclicamente para llegar al origen o al propósito de nuestro deseo.

Es como viajar al futuro desde el presente sabiendo con anterioridad que ese deseo que tanto anhelamos ya está listo para que lo disfrutemos.

Ahora analicemos el último eslabón de la ciencia en un sistema de auto referencia de camino a nuestra esencia.

Se trata de reconectarnos con la lógica del origen, la lógica universal.

Para mayor comprensión debemos aplicar el conocimiento de la Ley del Desdoblamiento del Tiempo.

Es una ley para corregir nuestra percepción y así tener coherencia e integridad.

Siempre hemos creído, y así nos lo reitera la Ciencia, que el tiempo se originó en el pasado, en un momento que los científicos llaman el "Big Bang".

Según esta teoría, el espacio y el tiempo, y por tanto todo el universo y la realidad que conocemos, se originó hace unos 13.800 millones de años hacia atrás en el tiempo.

Sin embargo, hace unos años un **Físico francés: Jean-Pierre Garnier Mallet**, postuló una teoría nueva denominada **"Teoría del Desdoblamiento del Tiempo"** que demostraba que el espacio y el tiempo, en el universo, no se habían creado del pasado, sino que tienen su origen en el presente.

Lo que contradice por completo la Teoría del Big Bang que es la más aceptada por el colectivo científico a nivel mundial, y también la que se nos enseña durante nuestra formación académica.

Según las investigaciones de este valiente físico francés, el tiempo no es algo que se "abre" en el pasado, sino que se despliega desde el presente en un marco lineal de "Pasado-Presente-Futuro".

Así pues, el Origen del Tiempo NO está en el pasado, sino que se da AHORA en el presente, ya que en realidad los 3 tiempos (pasado, presente y futuro) convergen al mismo tiempo.

Verás, si resulta que el tiempo tiene su origen en el presente, si resulta que el universo está siendo creado a partir del AHORA, entonces eso significa que la forma en que PERCIBIMOS el tiempo (transitando desde el pasado hacia el futuro), tiene un profundo y enorme ERROR de base. Y por supuesto, si al percibir el tiempo, el universo, lo hacemos de manera errada, ¡¡¡imagina cuántas otras cosas percibimos de manera errada!!! ¡¡TODO!!

Por lo tanto, esta Teoría del Desdoblamiento del Tiempo, demostrada matemáticamente por **Jean-Pierre Garnier**, nos muestra el enorme error de percepción que tenemos en lo más profundo de nuestra forma de observar y comprender la vida, la realidad, y todo lo que existe.

Ahora bien, una vez presentada la Teoría del Desdoblamiento del Tiempo, he de decirte que este es el único aporte de Garnier que tendremos en cuenta a partir de ahora, ya que este desarrollo NO sigue las directrices del resto de Teorías y desarrollos postulados por este físico francés.

A partir de ahora, iremos hacia otro lado rompiendo los

paradigmas del espacio-tiempo porque somos capaces en el presente de diseñar con confianza nuestro futuro.

Ir del origen a la experiencia y activar el eterno retorno al deseo o matriz de la mente.

Aprendamos a usar nuestra memoria asociativa en función de distancia y tiempo para resolver nuestros problemas. Mis descubrimientos son poder ayudarte con la velocidad e información, para poder lograr y corregir las conexiones fijadas en los circuitos de memoria y desde aquí hacer los ajustes.

Además de poder trabajar la memoria asociativa, liberando la confusión mental por el uso desordenado y sin lógica en las cuestiones tiempo-espacio.

Cuando en mi consulta les pregunto a mis pacientes, ¿qué quieres?, lo primero que observo son sus ojos que se giran y responden:

"No sé" …

Es cuando mi labor es analizar el problema para corregirlo, y poder comenzar a salir de las especulaciones o bloqueos de mis pacientes.

¿Cómo les ayudo a mis pacientes?

Mostrándoles pacientemente el camino y ayudándoles a corregir sus transferencias cuánticas, con el objetivo de liberar el dolor para lograr reajustes en tiempo y espacio, y así podremos lograr que la forma física vuelva a su origen, o "punto cero", porque es ahí en ese punto, donde se terminan los límites y empieza un nuevo momento para poder avanzar y lograr un nuevo nivel de gozo, placer y experiencia.

Toda solución está en un futuro potencial dependiendo de la velocidad del observador y lo observado, aprender a tener apertura temporal en espacio y tiempo, ver el futuro desde el pasado en el presente, dicho de otra manera, en el presente debes tomar las herramientas del pasado para poder diseñar un futuro y alterarlo con una velocidad sostenida, con una vibración correcta obtenida por la frecuencia que mantienes un pensamiento correcto, sentido correctamente en tu conciencia.

No debemos esperar nunca que la ciencia nos dé permiso para hacer algo inusual, de lo contrario estaremos convirtiéndola en otra religión más.

Seamos lo bastante valientes como para contemplar el miedo en nuestra vida, poder hacer algo "inusual" y repetirlo una y otra vez. Hasta que seamos capaces de llegar a lograr un mayor poder personal.

"El verdadero empoderamiento llega cuando empezamos a analizar a fondo nuestras creencias y las corregimos"

Tal vez descubramos que las raíces de muestras creencias se hunden en condicionamientos religiosos, culturales, sociales, educativos, familiares, mediáticos e incluso genéticos, (los últimos están demostrados en algunos casos por experiencias sensoriales de nuestra vida actual y por las de las incalculables generaciones que nos precedieron).

Los tiempos están cambiando.

Conforme nos vayamos desarrollando y aprendiendo algo de crecimiento personal, empezaremos despertando a una mejor realidad, formaremos parte de un nuevo movimiento en nuestra conciencia.

Nuestros sistemas y modelos actuales de la realidad se están desmoronando y es hora de que surja algo nuevo.

En general, nuestros modelos en cuanto a la política, la economía, la religión, la ciencia, la educación, la medicina y nuestra relación con el medioambiente nos están mostrando un paisaje distinto del de diez años atrás.

Dejar lo viejo y acoger lo nuevo parece fácil, si tan solo das el giro cuántico de un momento a otro y haces que se vean frente a frente el futuro con el pasado.

Lograr un estado en que se encuentren frente a frente el pasado con el futuro desde el presente, es el diseño de una nueva realidad, la mayor parte de lo que hemos aprendido y experimentado se ha incorporado de nuestro yo biológico a nuestro yo subjetivo en la actualidad y ya se ha convertido en nuestra segunda piel.

"Cuánticamente somos eternos pasajeros en un túnel llamado tiempo que nos dirigimos hacia un destino de infinitas posibilidades, aprendiendo en cada paso que damos y vamos siempre evolucionando a través de nuestras decisiones"

Dr. Joel Rugerio

Hablar del tiempo es un tema clave en la física cuántica y muy importante porque que hay mucha información en función de nuestros diversos puntos de vista, el tiempo es una operación matemática de la mente porque es infinitamente proporcional al valor que cada uno le da.

Es lo que yo llamo tecnología del espíritu, me he apoyado con herramientas de diseño humano, con la Ingeniería de la conducta, la arquitectura del comportamiento, para dar las pautas al Neuro modelaje.

Hay ejercicios en la línea del tiempo en donde tienes que saber de acuerdo con esta alineación, el área geográfica individual del tiempo, para analizarla personalmente con los pacientes. Es importante encontrar, mostrar la dirección del tiempo pasado detrás de ellos, el presente está al frente, así como el futuro está delante de ellos.

En la revisión del campo energético a través de **Beograma** (GDV) de imágenes en las huellas digitales con la **cámara Kirlian** en mis pacientes, les muestro la tendencia eléctrica de su salud y bienestar, en donde la suma de los diez dedos crea una silueta con información de los tres tiempos, pasado, presente y futuro.

En el siguiente libro de TRANS-FORMA-ACCIÓN te mostraré imágenes del efecto Kirlian en diversos tipos de experiencias, tales como meditación o en algún tratamiento.

Tu yo cuántico, es para mí muy importante para conocer mejor la física cuántica, aplicada al crecimiento y desarrollo personal, pero no te asustes, porque es importante que empieces por aceptar el concepto de que tu mente (subjetiva) tiene un efecto sobre tu (mundo) objetivo.

"En la física cuántica, el efecto observador afirma que allí donde pones la atención pones la energía. Por lo tanto, afectas al mundo material (que por cierto está hecho en su mayor parte de energía)"

Si consideras esta idea, aunque sea solo por un instante, empezarás a centrarte en lo que quieres, en lugar de en lo que no quieres. E incluso es posible que te descubras pensando: Si un átomo se compone de un 99.99999 por ciento de energía y de un 00,00001 por ciento de materia física, **¡YO SOY más nada que algo!**

En mis espacios de meditación matutina veo mi espacio tan pequeño que me siento como una mota de polvo en el universo y a la vez tan gigante comparado con una hormiga, contemplando mis recuerdos, ajustando mis deseos y visualizándome en un futuro lleno de éxito, de abundancia y prosperidad.

Viendo lo infinitamente pequeño que soy ante el tiempo y lo enormemente importante que son mis momentos e instantes en los que mi respiración entra en sintonía con el universo, llevándome a mundos inexplorados por nadie, porque en mi mente individual hay un tesoro insondable, así como en el tuyo, llegado a este espacio de lectura.

¿Por qué pongo entonces mi atención en el pequeño porcentaje del mundo físico cuando soy mucho más en el campo cuántico?

Cuántas veces al terminar mi meditación quisiera explicarte lo inexplicable del enorme campo del espacio vacío y de la plenitud del conocimiento que encuentro para escribir estas líneas del libro.

¿Es posible definir mi realidad presente a través de lo que percibo con los sentidos, mi mayor limitación?

Seguramente has contemplado la idea de que tus pensamientos crean tu realidad y se manifiestan en tu vida, porque eres un maravilloso ser mental viviendo experiencias materiales en una conciencia espiritual.

Para lograr tu evolución debes ir más allá de tu entorno, analizar conscientemente, ya que si dejas que el mundo exterior controle

lo que piensas y sientes, este está creando unos circuitos en tu cerebro que te condicionan y te hacen pensar «como» todo lo que conoces.

Este es el motivo por el que creas más de lo mismo, la arquitectura neurológica de tu cerebro refleja los problemas, las condiciones personales y las circunstancias de tu vida.

Así que para lograr realmente cambiar debes ir más allá de lo físico en tu vida.

COORDINACIÓN Y DESDOBLAMIENTO DEL TIEMPO

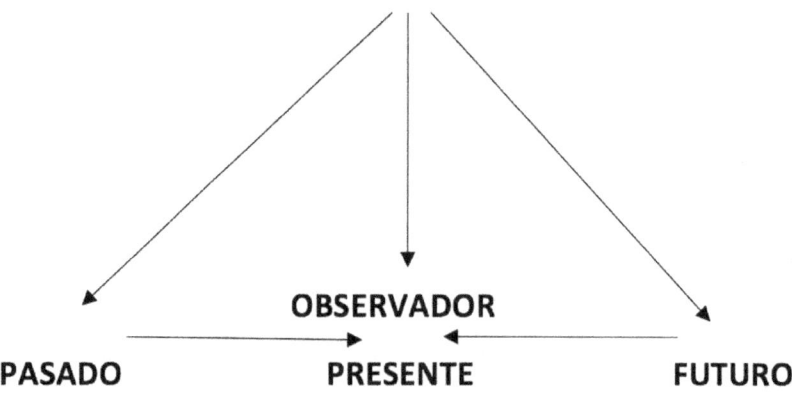

Relacionando todo desde el punto de anclaje cero del momento presente del observador, tenemos:

La línea que va del **PENSAMIENTO---------> al SENTIMIENTO** tiene que converger en un momento dado en que es una constante llamada "instante cero" en donde el futuro necesariamente ve al pasado y el pasado se asombra con el deseo de alcanzar el presente con todas sus fuerzas.

Ahora para poder evolucionar en un proceso de cambio apoyados con la línea de tiempo que hemos aprendido, surge nuestro propósito genuino.

¿Quién quieres dejar de ser?

Decisión.

Comportamiento.

Experiencia.

Emoción y Sentimiento de tus propios Pensamientos o Sentimientos.

Tu "YO" conocido es:

Pensamiento o Sentimiento, están en tu dominio personal y de aquí depende la decisión que tomes para avanzar o seguir viviendo la vida que tienes.

Observar desde la 5ª Dimensión es ver todo de manera profunda, porque los méritos de vivir una vida más integra e inteligente nos permiten actuar desde lo conocido, por muy pequeño que parezca hasta lo infinitamente energético:

Energética: el valor cuántico en su mínima expresión, manifestada en un cuerpo denso e interpretada por la sutileza de sus resultados en la vida de las personas y del universo.

Vibracional: el resultado de la energía en movimiento dentro del campo cuántico, activado por la frecuencia e intensidad del deseo que activa el deseo de la energía hacia una vibración, para corresponder.

Dimensional: es el espacio en donde se encuentran la energía con su vibración en interacción.

Ver las cosas desde la 3ª Dimensión es ver a las personas y a las situaciones de manera personal y nos hace vivir como vivimos.

Es vivir los mismos patrones y programas de manera tan automática, que no hay tiempo para detener el error hasta que la toma de consciencia llega y se decide abandonar el efecto.

Cuando se cambia la intención se cambia la fuerza y esto mejora el efecto hasta que se construye un resultado para un propósito.

Tener determinación para ver el lado bueno en donde las apariencias están enseñando a través del dolor de la equivocación.

Aprender a través de las dos fuerzas internas que gobiernan tu vida, esto significa, vivir en *La Emoción o en La Intención.*

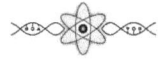

"Decídete a cambiar tu Energía y esto cambiará tu vida"

Destino: es hacia donde te diriges y para lograr avanzar debes cambiar la causa actuando como causa y no como reflejo o efecto.

Desatino: es perder el enfoque o el tino de la diana en tu destino, por permitir que los demás te gobiernen y comienzas a actuar como un robot de los demás sabiendo que hay una causa invisible detrás de cualquier acto.

Pero también sabemos por experiencia que lo que hoy es válido podría no serlo mañana.

Al igual que hemos empezado a cuestionarnos que los átomos estén hechos de materia sólida, la realidad y nuestra interacción con ella es una progresión de ideas y creencias.

Descubrir la energía del espacio-tiempo y permitimos actuar con la misma intensidad, es cuando hemos aprendido a usar la lógica del desdoblamiento del tiempo, que ese es el único propósito valido de retorno al tiempo.

"Tenemos dos tiempos diferentes al mismo tiempo: un segundo en un tiempo consciente y miles de millones de segundos en otro tiempo imperceptible en el que podemos hacer cosas, cuya experiencia pasamos luego al tiempo consciente"

JEAN-PIERRE GARNIER MALET

El entrelazamiento Cuántico del tiempo

Mi deseo es que descubramos juntos el viaje de ida y vuelta en la vida, es como volver a encontrar una parte de ti y descubrir las claves de la física cuántica aplicadas a conocimientos ancestrales de metafísica.

Mi fascinación entre la física cuántica, metafísica y

espiritualidad en mi investigación es el fruto de esta parte del final de este libro.

Leer los hallazgos científicos y la inclinación del maravilloso mundo metafísico están ahora a tu alcance, disfruta estas claves y lee a los investigadores de este tema del **desdoblamiento cuántico del tiempo,** finalmente saca tus conclusiones.

El entrelazamiento cuántico es el corazón de la mecánica cuántica. Es una propiedad predicha en 1935 por <u>Einstein, Podolsky y Rosen</u> que de su fusión surge de la llamada paradoja **EPR**.

El entrelazamiento cuántico: este tema es descrito como la divisoria entre la física moderna y la clásica y también llamado *"el efecto de Dios",* parece servir como un cordón inmaterial que conecta todas las cosas del universo y tiende un puente entre la materia y el espíritu.

<u>**Las cosas que han estado alguna vez en contacto entre sí, mantienen su influencia mutuamente a pesar de la distancia tras haberse cortado el contacto físico.**</u>

El entrelazamiento cuántico es un fenómeno que permite que una partícula influencie el estado de otra instantáneamente, por muy grande que sea la distancia que las separa.

Por ejemplo, dos partículas entrelazadas podrían estar en extremos opuestos del universo observable y una podría "modificar" el estado de la otra de manera instantánea mientras que, en comparación, un rayo de luz tardaría 92.000 millones de años en cubrir esa misma distancia.

Ponte a pensar en el tiempo que tardarías en volverte a encontrar con esa persona que una vez conociste.

¿Te ha sucedido alguna vez, encontrarte con alguien y tener una sensación como si le conocieras de toda la vida?

Imagínate por un momento la creación de dos objetos, dos electrones o dos sistemas que interactúan uno con el otro durante un cierto período de tiempo y luego se separan, lo podemos describir como dos sistemas separados, pero de alguna manera sutil están convertidos en un solo sistema.

Manda uno a la otra punta del universo y ahora hazle algo a uno, y asombrosamente el otro reaccionará al instante, esto significa que la información viaja a una rapidez infinita o en realidad ambos siguen conectados, por lo tanto, han estado siempre entrelazados.

Si la simetría de inversión temporal acaba con la noción de tiempo, el entrelazamiento destruye la idea y experiencia del espacio.

"Uno de ellos sigue influyendo en el otro, a pesar de los kilómetros de distancia o años luz".

Esto es el entrelazamiento cuántico o conexión cuántica:

Cuando dos partículas que, en algún momento estuvieron unidas, siguen estando de algún modo relacionadas y se mantienen interactuando en el campo bioeléctrico.

No importa la distancia entre ambas, aunque se hallen en extremos opuestos del universo.

La conexión entre ellas es instantánea.

Cuando empezó todo en esta parte del universo, en el momento del gran estruendo del **BIG-BANG,** de la vida en donde todo estaba entrelazado, la conclusión es que todo sigue en contacto.

El espacio en el que nos movemos es solo el concepto gracias al cual, tenemos la impresión de que hay objetos separados.

El entrelazamiento cuántico, un fenómeno desconcertante de la Mecánica Cuántica a la que una vez Albert Einstein se refirió como **"acción fantasmal a distancia"** podría ser aún más fantasmal de lo que Einstein percibió.

Físicos de la Universidad de Washington y de la Stony Brook de Nueva York creen que el fenómeno podría estar intrínsecamente relacionado con los agujeros de gusano, características hipotéticas del espacio-tiempo que en la ciencia ficción popular, podría proporcionar un acceso directo mucho más rápido que la luz de una parte a otra del Universo.

Aquí está la pega: Realmente, uno no puede viajar ni incluso comunicarse a través de estos agujeros de gusano.

El entrelazamiento cuántico se produce cuando un par o un grupo de partículas interactúan de tal manera que el comportamiento de cada partícula está relacionado con el comportamiento de las otras.

Por ejemplo, en un par de partículas entrelazadas, si una de ellas experimenta un giro determinado, la otra partícula experimentará al mismo tiempo un giro en sentido contrario.

La parte **"fantasmal"** es que, según ha confirmado la investigación realizada, esta relación se mantiene sin importar lo alejadas que se encuentren dichas partículas, al otro lado de la habitación o al otro lado de la galaxia.

Si cambia el comportamiento de una de las partículas, también lo hacen simultáneamente las otras entrelazadas sin importar lo alejadas que estén.

Investigaciones recientes indican que, las características de un agujero de gusano son las mismas que si se entrelazan dos agujeros negros y posteriormente se separan.

Incluso si los agujeros negros se encuentran en lados opuestos del Universo, el agujero de gusano estaría entrelazado.

Los agujeros negros pueden ser tan pequeños como un solo átomo o varias veces más grandes que el Sol y están presentes en todo el Universo, pero su acción gravitatoria es tan intensa que ni siquiera la luz puede escapar de ellos.

Si dos agujeros negros están entrelazados, una persona que se encontrara en el exterior de uno de ellos sería incapaz de ver o comunicarse con alguien que estuviera en el exterior del otro.

La forma en la que podrías comunicarte con los demás sería saltando a tu agujero negro, teniendo la otra persona que pasar al tuyo y tener ambos el mismo mundo interior.

El estudio demuestra la equivalencia entre la Mecánica Cuántica, la cual se ocupa de los fenómenos físicos a escalas muy pequeñas

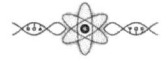

y la geometría clásica, dos herramientas matemáticas diferentes para describir el mismo proceso físico.

El resultado constituye una herramienta que los científicos pueden utilizar para desarrollar una comprensión más amplia de los sistemas cuánticos entrelazados.

Solo hemos seguido las reglas establecidas que se conocen desde hace 15 años y nos preguntamos:

¿Cuál es la consecuencia del entrelazamiento cuántico?

Esto ante nuestra razón nos parece prácticamente imposible porque estamos acostumbrados a usar los límites de nuestro juicio y de nuestros sentidos.

Una de las cosas que ha hecho a la física cuántica tan atractiva para la mente popular, con cierta inclinación a la espiritualidad, es que ha demostrado que el acto de observar un objeto afecta el estado de lo que se observa.

Este **"efecto del observador"** se explica por la interacción inevitable entre un instrumento y el fenómeno que se observa.

Por otra parte, el principio de indeterminación de Heisenberg señala que la posición y el momentum de una partícula no pueden determinarse hasta que no es medida (existe en un estado de superposición) está, por así decirlo, en todas partes antes de ser medida u observada.

La interpretación popular, que extrapola el mundo microscópico, espectral e implicado del quantum al mundo macroscópico, que se caracteriza por dar sentido: la explicación, ha entendido esto como que, al observar cualquier fenómeno, al percibir algo, lo modificamos: la mirada transforma e incluso, bajo cierta influencia del New Age, al percibir o al creer en algo lo estamos cocreando.

El escritor Robert Anton Wilson desarrolló toda una teoría de psicología cuántica de la realidad bajo este principio:

Cada modelo que construimos nos dice más sobre nuestra mente que sobre el universo... el universo es más grande que cualquiera de nuestros modelos... cada descripción del universo es una descripción del instrumento que utilizamos para describir el universo (la mente humana).

Entre el tesoro de rarezas que descubrió la física cuántica al penetrar en el átomo, probablemente la más significativa y maravillosa sea el entrelazamiento cuántico.

Desde 1935 el físico Erwin Schrödinger notó una propiedad peculiar en la materia subatómica que llamó "**entrelazamiento**" (entanglement, en inglés).

Esto es, cuando dos sistemas cuánticos entran en contacto entre sí permanecen conectados instantáneamente, como si fueran parte de un todo indivisible.

Schrödinger rápidamente apuntó que esta era la diferencia fundamental entre la teoría cuántica y la física clásica.

Actualmente **el entrelazamiento cuántico** se entiende como un proceso en el que una sola función de onda describe dos objetos separados, los cuales comparten una misma existencia, no obstante, de lo lejos que puedan estar entre sí, como si estuvieran unidos por un cordón umbilical invisible o una onda que, en teoría, se puede propagar por todo el universo.

Dos partículas que se han entrelazado tienen una descripción definida juntas, pero cada partícula por separada yace en un estado completamente indefinido: podemos decir que no existe la una sin la otra (aunque una partícula pudiera estar en las Pléyades y la otra entrando a tu pupila en la Tierra, (photons that did tango, can never untangle).

El entrelazamiento cuántico, que ha sido observado principalmente entre fotones, ha sido descrito por Henry Stapp en los términos **de "luz gemela", una "disposición correlacionada a responder".**

Albert Einstein desdeñó este aspecto de la mecánica cuántica con su famosa frase de **"acción fantasmal a distancia"** sistema parecido a **"la telepatía cuántica".**

Einstein, por supuesto, había impuesto un límite de velocidad al universo y no concebía posible un efecto superlumínico.

Sin embargo, el físico irlandés John Bell demostró con su famoso teorema que el entrelazamiento cuántico sí ocurre, (algo que ha sido confirmado en repetidas ocasiones, como es el caso del famoso experimento de Aspect).

Ahora bien, este misterioso efecto de entrelazamiento a distancia difícilmente se explica por una fuerza física que pueda viajar más allá de la velocidad de la luz para transmitir un estado cuántico entre dos partículas, (de existir ciertamente se mantiene **fantasmal**).

Bell describió esta conexión entre partículas como "no-local", es decir que no tiene una ubicación en el espacio.

Dice Nick Herbert:

Las interacciones no-locales, de existir, serían una especie de vudú de la física en el que una partícula influye en la otra, no a través de una fuerza de campo convencional, sino simplemente porque se han tocado alguna vez en el pasado distante.

Pese a observarse en el laboratorio repetidas veces este fenómeno que afecta a los bloques fundacionales de la materia que conforma a todas las cosas del universo, existe cierta reluctancia a darle importancia al entrelazamiento cuántico.

Nuestra vida en el mundo macro discurre sin detenernos a pensar en lo que significa que todas las partículas que han estado en contacto entre sí tengan esta propiedad de conexión cuántica instantánea: no se nos ocurre pensar que estamos entrelazados con ciertas personas, con ciertos objetos, con ciertas ideas que siguen influyéndonos a distancia.

Recientemente, sin embargo, científicos han notado que diversos fenómenos "macroscópicos" —como la fotosíntesis y la navegación de las aves— parecen estar ligados al entrelazamiento cuántico.

Aún más interesante es la teoría de que nuestro ADN se mantiene unido debido a esta conexión cuántica.

Elisabeth Rieper y colegas de la Universidad Nacional de Singapur dicen que este entrelazamiento es lo que mantiene unida la doble hélice del ADN.

Según Technology Review de MIT, Rieper y sus colegas usaron un modelo teórico del ADN en el que cada nucleótido consiste en una serie de electrones orbitando un núcleo cargado positivamente.

El movimiento de la nube negativa es un oscilador armónico.

Cuando los nucleótidos se unen para formar un par de bases, las nubes deben de oscilar en direcciones opuestas o la estructura no será estable.

Rieper y sus colegas se preguntaron qué les sucedería a esas oscilaciones si los pares bases estuvieran apilados en una doble hélice.

La hélice debería de vibrar y deshacerse, pero esto no sucede, ya que las oscilaciones ocurren como una serie de estados de superposición, (lo que significa que oscilan en todos los estados posibles al mismo tiempo). Un entrelazamiento cuántico lo mantiene todo unido [Daily Galaxy].

Que el ADN esté unido por entrelazamiento cuántico es altamente significativo, y por otra parte algo que podría anticiparse bajo cierto entendimiento de la selección natural y la evolución.

Siendo que el ADN es fundamentalmente un programa bioinformático que ha logrado replicarse con éxito —una especie chip cósmico o libro orgánico (¿el axis mundi de la galaxia?)— y que la forma más efectiva de transmitir información de la cual tenemos conocimiento es el entrelazamiento cuántico, es lógico pensar que el código genético esté vinculado entre sí de esta forma: con el pegamento más potente del universo (curiosamente es esa "oscilación de todos los estados posibles al mismo tiempo" lo que le da cohesión, una especie de omnipotencia cuántica).

Además de la teoría expuesta por los investigadores de la Universidad de Singapur, el Premio Nobel de Química Luc Montagnier publicó el año pasado un trabajo en el que sugiere que el ADN emite señales electromagnéticas que imprimen su estructura en otras moléculas, algo similar a una teleportación de información, o en otras palabras entrelazamiento cuántico.

El experimento realizado por Montagnier ha generado gran controversia y poca aceptación entre la comunidad científica, de cualquier forma, avanza hacia una elegante intuición, (que parece reflejarse en la naturaleza).

Aún menos aceptado es el trabajo del científico ruso Pjotr Garjaje quien sostiene que el ADN es similar a un Internet cósmico. Lo siguiente del libro Vernetzte Intelligenz de Grazyna Fosar y Franz Bludor.

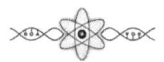

De hecho, Pjotr y su equipo encontraron más paralelos aún entre la genética y la informática.

Especulan que la estructura del "ADN basura" (el "segundo código" similar a la gramática del lenguaje humano) y su posibilidad de modificación, se deben a que el ADN no acumula toda la información necesaria en cada momento, sino que intercambia información permanentemente (la recibe, modifica y emite), de la misma forma que lo hace una computadora conectada a la web.

Cada persona sería, siguiendo esta línea argumental, un nodo de una red o sistema (como Internet) que involucraría a muchos más individuos-nodos.

Hay que aclarar que Pjotr es una figura oscura, aparentemente miembro de la Academia de Ciencias de Moscú según algunos sitios web, de quien se tiene poca información y quien cree que el ADN no solo puede modificarse a través de la interacción de rayos de luz coherente (como láser), también a través de las palabras, (de manera similar a lo que sostiene Masaru Emoto con las moléculas de agua). Aclarando esto, que nos alejamos de la ciencia establecida, la posibilidad de que el ADN de un ser vivo no solo esté en un estado de entrelazamiento cuántico con cada una de sus células, sino con otros miembros de su especie (y quizás con todo el universo), es muy interesante.

Es una forma de explicar la fascinante teoría de los campos mórficos del biólogo Rupert Sheldrake, quien sostiene que existen campos de información que organizan el desarrollo de una especie y sirven con una memoria de la naturaleza. De tal forma que se pueden transmitir hábitos y mutaciones de manera horizontal, sin tener que pasar de generación a generación.

En 1920 el embriólogo Alexander Gurwitsch descubrió que los seres vivos emiten fotones "ultra-débiles" dentro del espectro ultravioleta.

Gurwitsch los llamó "rayos mitogénicos", ya que creía que estos fotones tenían un papel importante en la división celular del campo morfogenético, es decir, en el desarrollo de la estructura morfológica de un ser vivo.

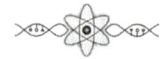

En la década de los 70 el profesor Fritz Albert Popp descubrió que esta emisión de luz, a la que llamó biofotones, se presentaba en un rango de entre 200 y 800 nm y que exhibía un patrón periódico y coherente. Popp teorizó que los biofotones son producidos por el ADN en el núcleo de las células. Esto fue demostrado en los años ochenta. El Dr. Jeremy Narby escribió en su libro The Cosmic Serpent.

Como el axis mundi de las tradiciones chamánicas, el ADN tiene una forma de escalera torcida (o una viña); de acuerdo con mi hipótesis, el ADN era, como el axis mundi, la fuente del conocimiento y las visiones chamánicas. Para estar seguro tenía que entender cómo el ADN podía transmitir información visual. Sabía que emitía fotones, que son ondas electromagnéticas, y me acordé de lo que Carlos Pérez Shuma me había dicho cuando comparó a los espíritus con "ondas de radio". Una vez que prendes la radio, las puedes sintonizar.

Es lo mismo con los espíritus; con la ayahuasca los puedes ver y escuchar. Así que investigué la literatura sobre fotones de origen biológico [...]

Narby formuló la hipótesis de que cuando los ayahuasqueros del Amazonas dicen comunicarse con los espíritus de las plantas, de sus ancestros o de la naturaleza, en realidad se están comunicando con el ADN de esas plantas o con su propio ADN (el cual tiene un campo holográfico) y de esta forma obtienen información sumamente difícil de obtener por métodos de prueba y error, como fue en su momento el descubrimiento del curare.

"Esta es la fuente del conocimiento: el ADN, viviendo en el agua y emitiendo fotones, como un dragón acuático escupiendo fuego"

Existe en la profundidad del misticismo humano una identidad entre el espíritu y la información, que ha sido recuperada con la física cuántica y con la era de la informática.

Del gnosticismo al Internet. De Hermes a MSN. It from bit. Heisenberg escribió: "los átomos no son cosas, son solo tendencias, así que, en vez de pensar en cosas, debes pensar en posibilidades. **Todo son posibilidades de conciencia**".

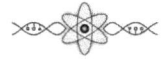

Ervin Lazlo ha dicho que "la información es el software del universo". Vemos hoy claramente que la información es lo que programa a la materia, lo que de alguna manera arde al interior del cuerpo (la manifestación más famosa de aquello que llamamos alma —"el sol invisible"— es la información, el código).

Esta realidad subyacente es lo que David Bohm llamó el orden implicado, un mar de energía del cual se desprende nuestra existencia apenas como la onda que se forma sobre la superficie de un lago cuando se lanza una piedra.

Es también lo que Arthur Schopenhauer llamó, el Mundo de la Voluntad (nuestra realidad explícita es el Mundo de la Representación: el Maia, la Matrix).

Es también el mundo del Nagual y enseñanzas que eran muy comentadas en mi infancia por mis abuelos que nacieron en una hacienda mexicana, coincidiendo con lo que expone Don Juan Matus según Carlos Castaneda y que podría ser parte de la tradición oculta tolteca. Es el mundo del Espíritu, el Brahman.

El entrelazamiento cuántico parece ser el cordón umbilical (de luz comunicante) entre la dimensión de unidad divina absoluta y el mundo material de la multiplicidad, que es una falsa caída o división, ya que, por el mismo entrelazamiento cuántico, el Espíritu sigue irradiando, transmitiéndose a sí mismo a través de nosotros.

Es una partícula que logra influenciar instantáneamente en otra, aunque estén a años luz de distancia.

"Acción fantasmal a distancia"

Se abren nuevos horizontes para los ordenadores cuánticos y la investigación biológica.

Investigadores norteamericanos han comprobado por vez primera que el entrelazamiento cuántico funciona también en un sistema biológico. Entrelazaron la polaridad de dos fotones liberados por una proteína y al separarlos mostraban la misma polarización.

El descubrimiento abre la puerta a ordenadores cuánticos construidos sobre base biológica y nuevos territorios a la investigación sobre los sistemas vivos.

Telepatía y el desdoblamiento cuántico del tiempo

La telepatía es uno de estos ejemplos.

En la actualidad no existe una explicación lógica para la telepatía y la conexión con circuitos de bio-comunicación, aunque no podemos negar su existencia, solo porque no hayamos tenido una experiencia con este fenómeno.

Hemos visto que los fotones son capaces de comunicarse entre sí a través del espacio y del tiempo.

Ahora bien, la telepatía no es otra cosa que la comunicación simultánea entre dos o varios organismos sin limitación de tiempo o espacio.

En mi experiencia he comprobado la existencia de la comunicación a distancia con aparatos de bio-comunicación instrumental.

Surge la pregunta de si la capacidad de comunicación telepática radica en que estas personas han encontrado inconscientemente un acceso a la información grabada y transmitida por fotones.

En la investigación de gemelos unicelulares, varios ensayos han demostrado que este tipo de hermanos disponen de posibilidades de comunicación que no pueden explicarse con las teorías de la Física clásica.

Los gemelos unicelulares tienen factores hereditarios idénticos que aparentemente aumentan la capacidad telepática.

Incluso fuera de los laboratorios se han conocido casos en los que hermanos gemelos, que ni siquiera sabían de la existencia del otro porque habían sido separados en orfanatos, se han comunicado y se han encontrado.

Especialmente en situaciones en las que peligra la vida de uno de los gemelos, el potencial telepático aumenta drásticamente.

Incluso en la vida diaria nos enfrentamos a la telepatía, aunque de una forma más débil: en estos casos la relación entre madres e hijos es la más fuerte.

Las madres tienen una "antena" para sus hijos y a menudo

se despiertan incluso del sueño más profundo en medio de la noche si sus hijos no se encuentran bien.

Y esto incluso si la separación en la distancia es tan grande que no puede explicarse mediante fenómenos acústicos.

Cuando pensamos en alguien a quien queremos y suena el teléfono, sabemos a veces que se trata justamente de esa persona.

Seguidamente rechazamos esta idea, ya que creemos que eso no puede ser así, pero todos hemos tenido experiencias de este tipo.

Y no solo existe la telepatía entre seres humanos, también se da entre plantas y animales, demostrado en miles de ejemplos y experiencias.

Relación metafísica de la ley del desdoblamiento del tiempo

Karma: LEY DE CAUSA-EFECTO.

Según varias religiones dhármicas, el karma es una energía trascendente (invisible e imposible de medir) que se genera a partir de los actos de las personas.

Es una creencia central en la doctrina del hinduismo, el budismo, el jainismo y el espiritismo.

Aunque estas doctrinas expresan diferencias en el significado mismo de la palabra karma, tienen una base común de interpretación.

Generalmente el karma se interpreta como una "ley" cósmica de retribución, o de causa y efecto.

Se refiere al concepto de "acción" y "reacción" entendido como aquello que causa el comienzo del ciclo de causa y efecto.

Según esta doctrina del karma, cada una de las sucesivas rencarnaciones quedaría condicionada por los actos realizados en vidas anteriores.

El karma está en contraposición con las doctrinas abrahámicas (judaísmo, cristianismo e islamismo); lo más parecido en el cristianismo es el concepto teológico de retribución.

El karma explica los dramas humanos como la reacción a las acciones buenas o malas realizadas en el pasado más o menos inmediato, en donde nadie de nosotros se escapa.

Según el hinduismo, la reacción correspondiente es generada por el dios Lama, en cambio en el budismo y el jainismo (donde no existe ningún dios controlador) esa reacción es generada como una ley de la naturaleza (como la gravedad, que no tiene ningún dios que la controle).

En las creencias indias, los efectos del karma de todos los hechos son vistos como experiencias activamente cambiantes en el pasado, presente y futuro.

Según esta doctrina, las personas tienen la libertad para elegir entre hacer el bien y el mal, pero tienen que asumir las consecuencias derivadas.

Mis experiencias en este tema es que al viajar a la India he aprendido a observar cómo se vive esta ley del **Karma**, con aceptación y sin perjuicio porque es parte de su sistema de vida.

En cambio, en occidente:

Se toma como mala suerte cuando algo no funciona en las relaciones o en la prosperidad, la costumbre de culpar al así llamado karma o dejar de tomar la responsabilidad para no salir a favor de tu sueño y luchar.

"No pienses en hacer a los demás lo que no quisieras que los demás pensaran en hacerte a ti"

JEAN-PIERRE GARNIER MALET

LEY DE LA ATRACCIÓN:

La ley de la atracción enseña que los pensamientos sean conscientes o inconscientes influyen sobre las vidas de las personas, argumentando que son unidades energéticas que devolverán a la persona una onda energética similar a la emitida.

La frase "ley de la atracción" ha sido utilizada por escritores, teósofos, autores, filósofos.

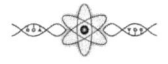

Según los partidarios de dicha ley, esto significa que los pensamientos (emociones, creencias, anhelos, etc.) que una persona posee (sean estos conscientes o inconscientes), provocan consecuencias afines a lo que se desea.

A este proceso se lo describe como **"vibraciones armoniosas de la ley de la atracción"**.

En mis investigaciones he aprendido el mal uso de esta ley porque se abandonan en no hacer nada, culpando a la atracción, o a la voluntad de un Dios o diablo personal.

Desde el punto de vista psicológico, la Ley de Atracción también ha sido duramente criticada, porque no hay entendimiento práctico en quienes no están dispuestos a modificar sus conductas.

Los seguidores que aceptan la ley de atracción como una guía, lo hacen desde la fe en que las leyes del Universo son benignas.

Algunos seguidores de esta creencia afirman que la ley de atracción es una "ley del Universo", dado que se aplica a todos los seres sin excepción, desde el 100% del tiempo y no es algo que una persona pueda elegir si aplica o no.

Comúnmente se utiliza el ejemplo de su similitud con la gravedad en este aspecto, dado que uno no puede decidir "no aplicar" o "no creer" en la gravedad en su vida. Cabe notar que el término "ley" no es el mismo utilizado por la comunidad científica.

Algunos de los proponentes de una versión moderna de la "ley de la atracción" adjudican sus raíces a la física cuántica.

Según ellos, los pensamientos tienen una energía la cual genera energía similar.

Para poder controlar dicha energía, sus proponentes afirman, que deben seguirse cuatro pasos.

5. **Saber qué es lo que uno quiere y pedirlo al universo (siendo "el universo" cualquier cosa que el individuo acepte, como Dios).**

6. **Enfocar los pensamientos de uno mismo sobre el objeto deseado con sentimientos, como entusiasmo o gratitud.**

7. **Sentir o comportarse como si el objeto deseado ya hubiera sido obtenido.**

8. **Estar abierto a recibirlo.**

9. **Dar gracias como si ya se te hubiera concedido tu deseo.**

El pensar en lo que uno no tiene, según dicen, se manifiesta en perpetuidad de no tener, mientras que, si uno adhiere a estos principios, y evita pensamientos "negativos" el Universo hará manifiestos los deseos de la persona.

Desde el punto de vista del ser humano, trae la comprensión que da la autoconciencia.

Mi experiencia con esta ley de la atracción es como tu sombra, estás ligado de forma electromagnética a lo que atraes.

Eterno retorno:

Concepción del tiempo característica de la filosofía de Nietzsche.

<u>Consiste en aceptar que todos los acontecimientos del mundo, todas las situaciones pasadas, presentes y futuras se repetirán eternamente.</u>

Mi experiencia es como un eterno ciclo de terminar y empezar algo, la diferencia está en cada comienzo, hay siempre una oportunidad de retornar solo que, con más experiencia, al igual que **"el hijo pródigo"**, cuando vuelve a casa cargado de experiencia.

"Tenemos la sensación de percibir un tiempo continuo. Sin embargo, tal como demuestran los diagnósticos por imágenes, en nuestro cerebro se imprimen solamente imágenes intermitentes"

JEAN-PIERRE GARNIER MALET

"Entre dos instantes perceptibles siempre hay un instante imperceptible"

JEAN-PIERRE GARNIER MALET

Alma gemela:

Un alma gemela es una persona con la que sientes una afinidad y empatía profunda, especialmente en un sentido amoroso, pero también se aplica a la amistad.

El concepto del alma gemela nace debido a la búsqueda incesante del hombre de algo o alguien que llenase el vacío que ha sentido desde tiempos inmemoriales.

Mi experiencia es que las almas afines y compatibles al cien por cien, no necesariamente son almas gemelas, en el pasado conocí algunas personas manipulando a otros porque usaban este término para salirse con la suya, y como dice la biblia **"por sus frutos los conoceréis"**, aprendí a no caer en este sueño y antes de involucrarme, lo meditaba con mi almohada.

En cambio, he comprobado almas afines totalmente en donde por su coherencia, armonía y felicidad dan la evidencia de unidad más allá del espacio y tiempo.

El Cuerpo Doble Etérico:

Su denominación de Doble Etérico se debe por duplicar e integrar al cuerpo físico.

En nombre hindú correcto para el Doble Etérico es Prânamâyakosha, o vehículo de Prana.

Toda partícula sólida, líquida y gaseosa del cuerpo físico, está rodeada de una envoltura etérica; de ahí que el Doble Etérico, como su nombre lo indica, sea un duplicado perfecto de la forma densa.

Tiene la forma de nuestro cuerpo, pues lo envuelve, extendiéndose sobre el cuerpo físico como un cuarto de pulgada, formando el aura etérica o aura de salud, que se proyecta normalmente varias pulgadas sobre la piel.

Es el portador de la energía vital y de las sensaciones físicas.

Mi experiencia ha sido en el efecto **GDV Kirlian** antes y después de muchas sesiones de terapia y ver los cambios de estos cuerpos sutiles.

Biorresonancia Cuántica:

Desarrollo mi labor con equipos informatizados en donde hay biofeedback entre la información del paciente, su imagen puede utilizarse como referencia para informatizarlos, o bien un testigo del paciente como un tejido vivo, puede ser una gota de sangre en un porta objetos de cristal, para hacer un intercambio de información y así obtener una respuesta de la tendencia orgánica, psicológica y energética del paciente con el fin de hacer los ajustes del terreno bioenergético.

Por estos motivos es que os presento el resultado de investigaciones y conceptos que serán nuevos y otros que resonarán con tu vida diaria.

Hoy toca hablar sobre el entrelazamiento cuántico, uno de esos fenómenos subatómicos que desafían toda lógica.

La cadena cuántica de espacio-tiempo

La clave está en la **información**, lo que hace que los fenómenos cuánticos sean de más importancia que la materia y energía, las unidades fundamentales no son fragmentos de energía, se deben comentar como unidades de información, para entender la mecánica cuántica.

Nada existe si no hay una medición, y esto es un átomo que debe hablarse en función de la información.

Unidades de información son la clave de todo.

Tú solo ves la información de las cosas, eso es a lo que tus sentidos les da un nombre y que tú puedes demostrar de que están hechas las cosas, así podríamos crear un ordenador cuántico, en donde la persona estuviera en varios lugares a la vez.

Un ordenador que contenga un sistema de información capaz de medir las alteraciones y sus factores de recuperación, podría precisar la salud y prevenir la enfermedad.

Solo que, sin violencia, ni agresión farmacológica, estaríamos empezando el despertar de los nuevos tiempos en la medicina

como arte, como ciencia y como un proceso informatizado, en dónde yo trabajo utilizando sistemas informatizados para el beneficio de mis pacientes, con tecnología que muestra el comportamiento del índice de bienestar y así mantener su proceso de curación más allá del tiempo y la distancia.

Somos información y energía, emisores y receptores de la información de nuestro sistema organizado, llamado cuerpo, solo es cuestión de percibir un tiempo continuo imperceptible en diversos tipos de manifestación.

Intercambio de información entre el pasado y el futuro se da en el momento presente, activando las partículas de las células a través de mínimas sacudidas eléctricas con mis sistemas de curación cuántica.

Mi experiencia me ha mostrado los beneficios de llegar más allá de mis límites.

Ejemplo del limón y nosotros con Dios.

Imagínate **un limón, su tamaño, su fo**rma, su consistencia, su color y su sabor que surge al exprimirlo, el sabor ácido y la respuesta que le produce a tu imaginación estar frente a este fruto llamado limón y la salivación que te produce el mantenerlo fuertemente en tu mente.

Pero ¿es esta toda la información acerca del limón?

No.

Lo primero que sucedió, fue una semilla de limón sembrada en un buen terreno, necesitó buenas condiciones y tiempo adecuado para su proceso de evolución de semilla a fruto.

Lo mismo en la salivación, ¿cómo se produjo en ti?

A través de haberlo experimentado y tener un fuerte impacto emocional, quedó grabado dentro de ti, lo que hizo que aprendieras a grabar una información capaz de producir una memoria que se activa con solo pensar en el limón aun sin tenerlo frente a ti.

Dijo Dios:

"Que cada semilla dé fruto conforme a su especie" (Génesis 1.11).

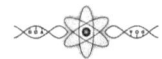

Es decir que cada pensamiento (semilla) dé frutos (resultados) conforme a su especie (sentir).

La cadena espacio-tiempo en mi experiencia, es una constante en donde solo se valora por sus resultados, si una persona no sana a pesar de sus esfuerzos honestos por mejorar, lo más probable es la falta de información acerca del origen de su padecimiento y un fenómeno cuántico es cuando los síntomas están ligados a procesos familiares o "heredados", y es en este momento cuando se tienen que conocer elementos tales como:

"La historia Natural de la enfermedad": cualquier padecimiento tiene un principio que la mayoría de las veces pasa desapercibido y que se acude a la consulta cuando ya han aflorado sus síntomas o evidencias de un evento que lleva mucho tiempo incubándose esperando el momento para surgir.

Muchos síntomas son la punta del Iceberg de una cadena de eventos patológicos insospechados.

"La triada ecológica de la salud", es la suma de:

Huésped u hospedador: es el órgano u organismo afectado por un agente patógeno, en la biología cuántica se puede saber más de las alteraciones por el desvío del campo eléctrico y por el comportamiento del paciente.

Medio ambiente: es el campo de cultivo para cualquier enfermedad, desde el átomo hasta las galaxias contienen información, hoy en día podemos trabajar apoyados con la epigenética para el desarrollo de mayores valencias en la salud.

Agente patógeno: es el elemento capaz de convivir con cualquier persona, animal o ser vivo, pudiendo estar solo en estado latente hasta que encuentra un buen medio ambiente para llegar al huésped y desarrollar su patología (enfermedad).

"Yo soy el eco de los pensamientos que son creadores"

"Rodéate de personas que te hacen una mejor persona"

Zig Ziglar

Ejercitando el desdoblamiento del tiempo en ti.

¿Qué experiencias en el tiempo te aguardan para realizar tus sueños?

_____

_____

_____

_____

_____

_____

_____

Ejercitando el desdoblamiento del tiempo en ti.

Si pudieras adelantarte en el tiempo:

¿Qué sensación te producirá tener realizados tus anhelos?

_____

_____

_____

_____

_____

_____

Ejercitando el desdoblamiento del tiempo en ti.

Si estuvieras enfermo y con poco tiempo de vida:

¿Qué es lo que te hubiera gustado que sucediera en tu vida, para poder marchar en paz?

_____

_____

_____

_____

_____

_____

Diseñando la concepción de un futuro mejor con el uso de tu pensamiento cuántico

Ahora llega el momento final en el que es necesario que tú seas el observador desde un nivel mental superior:

Invierte tu pensamiento y energía para crear hoy tu futuro

Combinando:

UNA INTENCIÓN CLARA: relájate y anota tu deseo y siente su repuesta, si es bueno para ti y para todos, entonces estás en el camino correcto.

+

EMOCIÓN ELEVADA: siente dentro de tu corazón la solución, y agradece la solución correcta para ti.

=

UN PROPÓSITO DEFINIDO: el mejor de tus propósitos es la dicha de permitir que la vida este día te sorprenda con una mejor sensación de ser el dueño de tu universo, de tus experiencias y que estás para desarrollar un mayor estado de conciencia.

"En cada instante presente tengo un tiempo imperceptible en el cual fabrico un futuro potencial, lo memorizo y en mi tiempo real lo realizo"

JEAN-PIERRE GARNIER MALET

DISEÑANDO LA CONCEPCIÓN A TRAVÉS DEL PENSA-MIENTO CUÁNTICO

Toma conciencia y comienza para diseñar tu avance.

¿Quién quieres dejar de ser?

DISEÑANDO LA CONCEPCIÓN A TRAVÉS DEL PENSAMIENTO CUÁNTICO

Toma conciencia y comienza para diseñar tu avance.

¿De qué pensamientos te harás consciente? (Para estar atento a estos avisos de tu subconsciente)

DISEÑANDO LA CONCEPCIÓN A TRAVÉS DEL PENSAMIENTO CUÁNTICO

Toma conciencia y comienza para diseñar tu avance.

¿Qué decisiones nuevas tomarás?

_____

_____

_____

_____

_____

DISEÑANDO LA CONCEPCIÓN A TRAVÉS DEL PENSAMIENTO CUÁNTICO

Toma conciencia y comienza para diseñar tu avance.

¿Qué comportamientos expresarás conscientemente?

Y si lo empiezas hacer, anótalo, y felicítate por este gran paso.

_____

_____

_____

_____

_____

DISEÑANDO LA CONCEPCIÓN A TRAVÉS DEL PENSAMIENTO CUÁNTICO

Toma conciencia y comienza para diseñar tu avance.

¿Qué experiencias deseas experimentar?

Haz una imagen de ti viviendo la experiencia anhelada.

_____

_____

_____

_____

_____

DISEÑANDO LA CONCEPCIÓN A TRAVÉS DEL PENSAMIENTO CUÁNTICO

Toma conciencia y comienza para diseñar tu avance.

¿Qué emociones y sentimientos innecesarios empezarás a soltar, porque ya no deseas volver a sentirte como tú "YO

CONOCIDO"?

_____

_____

_____

_____

_____

Ejercicio de Gratitud

Ahora nos toca ir haciendo un proceso de cambio de pensamiento y mayor desarrollo de conciencia.

Pon tu mano derecha sobre tu pecho a la altura de tu corazón.

Haz una respiración profunda.

Relájate, permítete sentir el vacío en tu interior.

Abre tu corazón y cambia tu energía.

Despierta la sensación de calma en tu interior.

Toma nuevamente otra respiración profunda y siente el cambio.

Porque cuando cambias tu energía, cambias tu vida.

Suelta cualquier tensión, respira en forma profunda y pausada.

Es tiempo de que te veas en la forma que tanto deseas.

Rodeado del ambiente que tanto anhelas.

Porque todo lo que transmites al campo es tu experimento con el destino.

Obsérvate creando tu visión del futuro.

Si a tu pensamiento llega un recuerdo del pasado y te deja una sensación semejante a tu deseo en el futuro, significa que te has adelantado a tu tiempo.

Siente el latido de tu corazón conectarse con el deseo y agradece este recuerdo.

Finalmente llega el momento de estar con una gran sensación de:

Compasión, afecto y gentileza por tu hermoso **YO CUÁNTICO**, dando gracias por una nueva vida, por haber llegado hasta aquí sintiendo que de lo aprendido estarás atrayendo más porque tu nueva vida viene hacia ti.

Poco a poco irás abriendo tus ojos, lleno de gratitud porque eres un ser maravilloso.

Cuánto Gané, Cuánto Perdí
Pablo Milanés

Dónde estarán los amigos de ayer

La novia fiel que siempre dije amar

Dónde andarán mi casa y su lugar

Mi carro de jugar, mi calle de correr

Dónde andarán la prima que me amó

El rincón que escondió, mis secretos de ayer

Cuánto gané, cuánto perdí

Cuánto de niño pedí

Cuánto de grande logré

Qué es lo que me ha hecho feliz

Qué cosa me ha de doler

Si era vivir la infancia

Con el ansia de todo saber

Pues el saberlo todo y con nostalgia

Ver lo que se fue

Dónde estarán, a un lado de mi piel

Los guardo bien y a veces brotarán

Y endulzaran un brusco acontecer

Llenándome de miel que muchos libarán

Me lanzarán al viento

Y a mi tiempo me retornarán

Vendré feliz y fresco

Para siempre sé dónde estarán

Dónde andarán, los amigos de ayer

La novia fiel que siempre dije amar

Dónde andarán mi casa y su lugar

Mi carro de jugar, mi calle de correr

Me lanzarán al viento

y a mi tiempo me retornarán

Vendré feliz y fresco

Para siempre sé dónde estarán.

"Pocos son aquellos que miran con sus propios ojos y sienten con su propio corazón"

Albert Einstein

Mi mejor historia:

Una mañana del año 2005 vivía en Mataró cerca de Barcelona, eran momentos de indecisión sobre mi vida, porque me cuestionaba la inquietud de regresar a mi país México o seguir en esta bella ciudad.

Salí al centro de Barcelona y mientras iba en el tren que me llevaba a mi destino deseaba una prueba que me mostrara el camino.

Mentalmente deseaba una prueba o algo que me diera una pista del siguiente paso trascendental en mi vida, porque mis máquinas de medicina cuántica las deseaba utilizar en mi país Ante este mar de dudas, decidí tomar un café en un lugar de un centro comercial llamado "El Triangle".

Mientras estaba sentado esperando el servicio de cafetería me encontraba meditabundo, en esos momentos llegó mi café y al saborear el primer sorbo, me quedé pasmado porque había una persona con su mirada fija frente a mí.

En esta pequeña mesa aún lo recuerdo, como si fuese ayer, esta persona y yo nos miramos sin decir ni una palabra, me quedé, como sin pensar, mirándo a este personaje sin mirarlo y a la vez quedé en un espacio de tiempo vacío.

Nuestro encuentro duró unos minutos, la persona iba en una silla de ruedas y su cuerpo estaba alterado por una enfermedad.

En esos momentos una amiga llegó a mi asiento y me preguntó ¿qué tal?, ¿estás como ausente, con la mirada perdida en el señor que está frente a ti y él igualmente contigo, como si conversaran en silencio?

¿Sabes quién es?, me preguntó mi amiga.

Más que saber quién es, me quedé mirando el universo por unos minutos, contemplando una biblioteca en el infinito de su mirada, a través de sus gafas y sus ojos saltones.

Le comenté a mi amiga:

Este es el acceso a mi mundo cuántico, esa mañana tan especial

en mi vida fue un encuentro con **_Stephen Hawking_** y para mí fue la respuesta para seguir en este bello lugar del mundo, en donde mi vida tenía que continuar.

Muchas veces en la vida esperamos que las cosas cambien, siempre hay cambios solo que no los vemos, si deseas algo verdadero y no lo tienes, no dudes, sal a su encuentro y conocerás un universo.

Gracias.

www.ingramcontent.com/pod-product-compliance
Lightning Source LLC
Chambersburg PA
CBHW071256220526
45468CB00001B/159